먹는거로 예뻐지기

먹는거로 예뻐지기

초판 1쇄 발행 2025년 1월 1일

지은이 김승환, 염화선, 강혜림, 손세종, 홍나연, 신동주, 송지은, 허나윤, 민다은, 한대희, 권영민, 최송이, 김민경, 서연덕
펴낸이 장길수
펴낸곳 지식과감성#
출판등록 제2012-000081호

교정 김지원
디자인 이현
편집 이현
검수 주경민
마케팅 김윤길, 정은혜

주소 서울시 금천구 벚꽃로298 대륭포스트타워6차 1212호
전화 070-4651-3730~4
팩스 070-4325-7006
이메일 ksbookup@naver.com
홈페이지 www.knsbookup.com

ISBN 979-11-392-2352-1(13510)
값 16,700원

- 이 책의 판권은 지은이에게 있습니다.
- 이 책 내용의 전부 또는 일부를 재사용하려면 반드시 지은이의 서면 동의를 받아야 합니다.
- 잘못된 책은 구입하신 곳에서 바꾸어 드립니다.

지식과감성#
홈페이지 바로가기

먹는거로 예뻐지기

생활 속에서 식습관으로 실현하는
먹는 것으로 예뻐지기에 초점을 맞췄습니다.

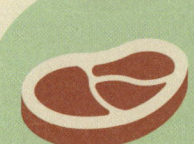
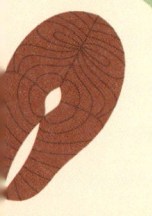
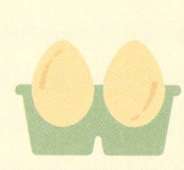
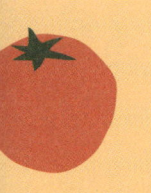
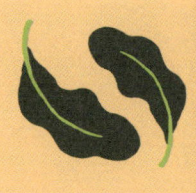
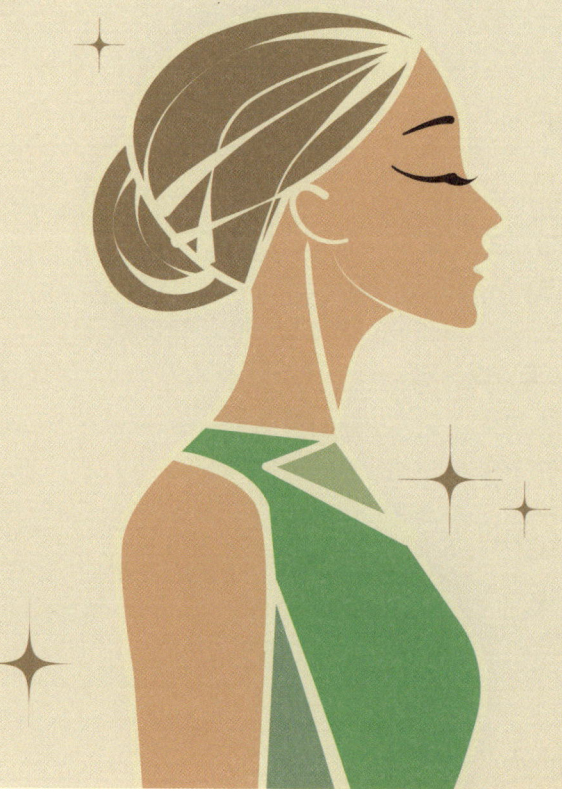
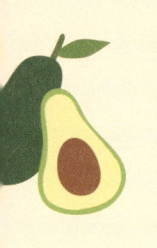
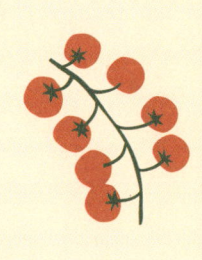
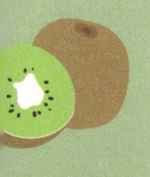
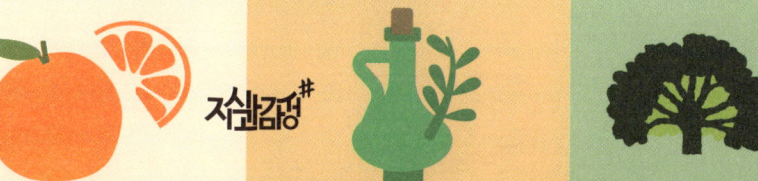

목차

내 피부의 MBTI 찾기 · 6
머리말 · 16

I 피부   19

1. 미백 · 26
2. 주름(탄력) · 39
3. 자외선 · 53
4. 보습 · 73
5. 진정/여드름 · 88
6. 부종/부기 · 103
7. 피부 면역 · 120
8. 모발 · 134
9. 체지방 · 151
10. 네일 · 166

II 유산균   179

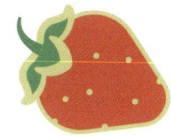

Ⅲ 함께 먹으면 시너지를 내는 식품   189

Ⅳ 함께 먹는 것을 피해야 하는 식품   193

부록   197

1. 식품의 표시사항 바로 알기(농산물, 식품, 건강기능식품) · 198
2. 의약품의 표시사항 바로 알기 · 204
3. 화장품의 전성분 바로 알기 · 205

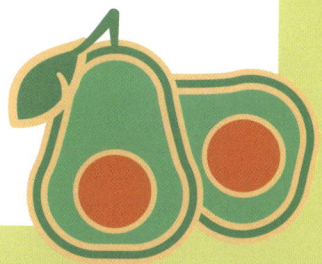

(내 피부의 MBTI 찾기)

당신의 피부 타입은 어떤 타입입니까?

수분감: ☐ 지성(Oily) ☐ 건성(Dry)
- **지성(O)**: 피지 분비가 많아 여드름이나 피부 트러블이 자주 또는 많이 발생하는 타입(오전에 세안을 했다면, 몇 시간 후 피부에 유분이 빠르게 생기기 시작함)
- **건성(D)**: 세안 후 피부가 당기는 느낌이 바로 드는 사람(스킨/로션을 바로 바르지 않으면 피부가 불편함)

예민성: ☐ 민감성(Sensitive) ☐ 저항성(Resistance)
- **민감성(S)**: 새로운 화장품이나 음식을 섭취하였을 때, 피부에 반점, 홍조, 가려움 등이 나타나는 타입
- **저항성(R)**: 새로운 화장품을 사용하거나, 새로운 음식을 섭취하였을 때, 특별한 피부 증상이 나타나지 않는 사람

색소성: ☐ 색소성(Pigmented) ☐ 비-색소저항성(Non-Pigmented)
- **색소성(P)**: 색소 침착이 잘 일어나는 타입으로 햇빛에 노출되었을 때 기미, 잡티, 색소 침착 등이 잘 일어나는 타입
- **비-색소저항성(N)**: 햇빛이 노출되었을 경우, 피부가 붉어진 후 이전의 피부색으로 돌아오는 타입

탄력성: ☐ 주름성(Wrinkled) ☐ 탄력성(Tight)
- **주름성(W)**: 현재 자신의 피부에 주름이 많다고 느껴지는 타입(표정 변화와 관계없이, 주름이 발생해 있는 타입)
- **탄력성(T)**: 현재 자신의 피부에 주름이 거의 없다고 느껴지는 타입(표정의 변화에도 피부의 주름이 거의 보이지 않음)

피부의 MBTI란?

피부 MBTI 또는 Baumann Skin Types®은 피부 유형을 16가지로 분류하는 피부진단법이다. 2000년도 초반에 미국의 피부과 교수 레슬리 바우만이 4가지 요소, 수분감(지성 vs 건성), 예민성(민감성 vs 저항성), 색소성(색소성 vs 비색소성) 및 탄력성(주름 vs 탱탱함)을 기준으로 피부 타입 진단법을 발표했다. 이는 1900년대에 "못생긴 여자는 없다. 다만 게으른 여자가 있을 뿐이다."라는 말을 남긴 헬레나 루빈스타인의 단순 피부 유형(정상, 지성, 건성, 복합성, 민감성)의 한계를 극복하고 보다 더 정교화된 분류법을 제안한 것이다. 이후 Baumann Skin Types®는 피부과 및 화장품 업계에서 많이 활용이 되고 있다. 다만, 환경 및 생활 습관에 따라 피부 타입이 달라질 수 있으니 주기적으로 진단하여 적합한 관리법으로 케어하는 것을 추천한다.

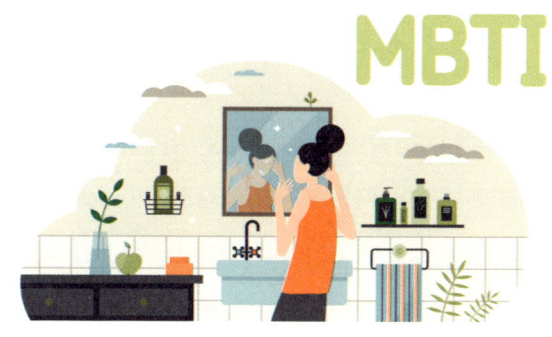

(1) OSPW
  - 피부 타입: 지성, 민감성, 색소성, 주름성
  - 피부 특징: 여드름이나 뾰루지 등이 발생되어, 피부 발진 및 자극에 취약할 수 있다. 특히, 자외선에 의해서 주근깨 등이 발생할 수 있고, 이로 인한 어두운 점이 생길 수 있다.
  - 생활 패턴: 외출 시 선크림 바르기(PA 등급이 높은 것)
  - 좋은 음식: 콜라겐, 비타민C, 비타민E
  - 피해야 할 음식: 기름진 음식

(2) OSPT
  - 피부 타입: 지성, 민감성, 색소성, 탄력성
  - 피부 특징: 홍조나 여드름, 또는 피부 트러블이 자주 발생한다. OSPW와 유사하게 주근깨, 기미 등도 발생할 수 있다. 다른 민감성 피부와는 다르게, 색소 침착이 증가하는 반면에 주름은 없는 타입이다.
  - 생활 패턴: 금연, 태양 노출 최소화
  - 좋은 음식: 글루타치온, 파인애플
  - 피해야 할 음식: 당이 높은 음식

(3) OSNW
  - 피부 타입: 지성, 민감성, 비-색소저항성, 주름성
  - 피부 특징: 기름지고 민감한 피부로, 특히 여드름이 많이 나거나 홍조 등이 많이 생길 수 있다. 자외선에 의해 피부 색소 보호 기

능이 약한 특징을 가지고 있다.
- 생활 패턴: 외출 시 선크림 바르기(SPF 지수가 높은 것)
- 좋은 음식: 콜라겐, 비타민C, 비타민E
- 피해야 할 음식: 기름진 음식

(4) OSNT
- 피부 타입: 지성, 민감성, 비-색소저항성, 탄력성
- 피부 특징: 얼굴에 여드름, 홍조 또는 피부 발진과 자극이 자주 발생한다. 주름이 없는 피부이기 때문에, 꾸준한 관리를 지속해 준다면 나이가 들어서도 좋은 피부를 유지하기 쉽다.
- 생활 패턴: 금연, 태양 노출 최소화
- 좋은 음식: 글루타치온, 파인애플
- 피해야 할 음식: 당이 높은 음식

(5) ORPW
- 피부 타입: 지성, 저항성, 색소성, 주름성
- 피부 특징: 여드름이나 안면 홍조, 피부 발진 같은 민감성 피부 타입이다. 기미나 주근깨와 같은 짙은 색소 침착이 자주 발생한다.
- 생활 패턴: 햇빛 노출이나 흡연에 주의, 선크림 바르기
- 좋은 음식: 글루타치온, 파인애플, 비타민A/비타민C[파인애플, 토마토(파이토엔, 파이토플루엔)], 비타민D(생선-연어), 비타민E(견과류, 식물성 오일), 통곡물, 녹차
- 피해야 할 음식: 카페인, 가공식품(아이스크림, 케이크), 탄산음료

(6) ORPT
- 피부 타입: 지성, 저항성, 색소성, 탄력성
- 피부 특징: 민감성 질환(여드름 발진, 안면 홍조, 피부 발진)은 겪지 않으나 기미와 주근깨와 같은 어두운 반점은 자주 발생한다.
- 생활 패턴: 햇빛 노출에 주의, 선크림 바르기
- 좋은 음식: 글루타치온, 비타민A/비타민C[파인애플, 토마토(파이토엔, 파이토플루엔)], 비타민D(생선-연어), 비타민E(견과류, 식물성 오일)
- 피해야 할 음식: 술, 카페인, 가공식품(아이스크림, 케이크), 탄산음료

(7) ORNW
- 피부 타입: 지성, 저항성, 비-색소저항성, 주름성
- 피부 특징: 민감성(여드름 발진, 안면 홍조, 피부 발진 등) 질환의 발생이 적다. 피부 보호 색소가 적기 때문에 햇빛 노출이나 흡연 등 평소 생활 습관으로 인해 주름이 생기는 경향이 있다.
- 생활 패턴: 피부 보호 장벽이 강해 활성 성분이 강화된 제품 이용
- 좋은 음식: 오메가3가 풍부한 음식(지방이 많은 생선, 치아씨드, 호두), 통곡물
- 피해야 할 음식: 카페인, 튀김류, 과도한 당

(8) ORNT
- 피부 타입: 지성, 저항성, 비-색소저항성, 탄력성

- 피부 특징: 여드름이나 안면 홍조와 같은 민감성 피부로 고생하는 경우가 드물다. 건강한 생활 습관을 유지하면 주름이 생기는 경향도 낮고, 나이가 들수록 더 좋아질 가능성이 높다.
- 생활 패턴: 충분한 수면과 규칙적인 운동
- 좋은 음식: 물, 수분량 높은 음식(과일, 채소류), 비타민A, 비타민C, 비타민D가 풍부한 음식(바나나, 오이, 자몽)
- 피해야 할 음식: 술, 카페인, 튀김류

(9) DSPW
- 피부 타입: 건성, 민감성, 색소성, 주름성
- 피부 특징: 악조건을 두루 갖춘 피부로 작은 자극에도 취약하여 세심한 관리가 필요하다. 다만, 피부 타입을 확실하게 인지하고 이에 맞는 관리법을 꾸준하게 가지면 개선 효과가 확실하게 나타나는 것을 느낄 수 있다.
- 생활 패턴: 자외선 노출을 피하며 저자극 세안, 건강한 생활 습관 유지
- 좋은 음식: 물, 수분량 높은 음식(과일, 채소)
- 피해야 할 음식: 탄수화물, 설탕, 포화지방, 술, 카페인

(10) DSPT
- 피부 타입: 건성, 민감성, 색소성, 탄력성
- 피부 특징: 피부 장벽이 매우 약해 환절기에 건조해지고 염증이 심한 피부로 여드름 및 피부 발진이 자주 일어난다. 문제는 색소 침착이 쉽게 생겨 피부 결이 고르지 못하다는 것이다.

- 생활 패턴: 피부 장벽 강화를 위한 보습 관리 및 자외선 차단
- 좋은 음식: 염증 개선에 좋은 음식(안토시아닌, 오메가3, 베타카로틴)
- 피해야 할 음식: 탄수화물, 설탕, 포화지방

(11) DSNW
- 피부 타입: 건성, 민감성, 비-색소저항성, 주름성
- 피부 특징: 건조한 피부로 인해 피부 장벽이 얇고 민감한 피부 컨디션, 피부 발진 및 홍조가 쉽게 생긴다.
- 생활 패턴: 새로운 화장품과 알레르기 유발 물질을 피하고, 미지근한 물로 세안
- 좋은 음식: 세라마이드 함량이 높은 음식(복숭아, 고구마, 달걀 노른자)
- 피해야 할 음식: 과도한 나트륨 섭취, 카페인, 탄닌

(12) DSNT
- 피부 타입: 건성, 민감성, 비-색소저항성, 탄력성
- 피부 특징: 건조하고 민감한 피부로 인해 가려움증, 피부 발진 및 홍조가 쉽게 생긴다. 다만, 색소 침착이 적고 탱탱한 피부를 가지고 있어 수분만 잡히면 크게 문제가 없는 피부다. 한국인에게서 제일 많이 나타나는 피부 유형이다.
- 생활 패턴: 피부 장벽 강화를 위한 보습 관리와 건강한 생활 습관 유지

- 좋은 음식: 물, 수분량 높은 음식(과일, 채소)
- 피해야 할 음식: 술, 카페인

(13) DRPW
- 피부 타입: 건성, 저항성, 색소성, 주름성
- 피부 특징: 강력한 피부 장벽을 가지고 있으나, 관리에 소홀해지면 속건조로 인한 주름과 오랜 자외선 노출로 인한 잡티가 생긴다.
- 생활 패턴: 건조한 장소를 피하고, 미지근한 물로 세안
- 좋은 음식: 비타민C, 단백질, 초유
- 피해야 할 음식: 과도한 나트륨 섭취, 술, 카페인

(14) DRPT
- 피부 타입: 건성, 저항성, 색소성, 탄력성
- 피부 특징: 색소성 및 피부 장벽이 강력해 피부 유형 중 주름이 제일 적게 나타나는 피부다. 다만 색소 침착이 쉽게 생겨 자외선 노출을 피해야 한다.
- 생활 패턴: 건조한 장소와 자외선 노출을 피하며 미지근한 물로 세안
- 좋은 음식: 비타민C, 물, 수분량 높은 음식(과일, 채소)
- 피해야 할 음식: 과도한 나트륨 섭취, 술, 카페인

(15) DRNW
- 피부 타입: 건성, 저항성, 비-색소저항성, 주름성
- 피부 특징: 주름만 빼면 큰 고민은 없는 피부다. 특히 급격한 노화로 인해 주름이 생겨 한순간 탄력이 빠지니, 수분 공급 및 보습이 필요하다.
- 생활 패턴: 실내 적정 습도 유지, 미지근한 물로 세안
- 좋은 음식: 단백질, 초유
- 피해야 할 음식: 과도한 나트륨 섭취, 술, 카페인

(16) DRNT
- 피부 타입: 건성, 저항성, 비-색소저항성, 탄력성
- 피부 특징: 16가지 피부 유형 중 완벽에 가까운 피부로, 다양한 환경에 적응할 수 있다. 다만, 건조함이 심해지지 않도록 수분을 지속적으로 공급하고 보습으로 건강한 피부를 유지할 수 있도록 관리해야 한다.
- 생활 패턴: 실내 적정 습도 유지
- 좋은 음식: 물, 수분량 높은 음식(과일, 채소)
- 피해야 할 음식: 과도한 나트륨 섭취, 술, 카페인

참고 문헌

1. www.lesliebaumannmd.com/16-baumann-skin-types/ (Skin Type Solutions).
2. 김설미 외 1명, 안면 피부관리와 항산화 비타민 섭취의 피부건강 상태 변화, 대한피부미용학회지, 2009;7(4):111-125.
3. 전영선 외 1명. 콜라겐 섭취가 안면피부 주름에 미치는 영향, 대한피부미용학회지, 2009;7(2):79-94.
4. 백혜연 외 1명. 홍삼 섭취량에 따른 30대 여성의 안면피부상태 비교, 아시안뷰티화장품학술지, 2012;10(4):893-900.
5. Weschawalit S et al., Glutathione and its antiaging and antimelanogenic effects, Clin. Cosmet. Investig. Dermatol, 2017;10:147-153.
6. Oya H et al., A randomized, single-blind, parallel-group comparative study on the effects of long-term pineapple intake for improvement of skin function and intestinal environment in healthy subjects. J. Japanese Soc. Food Sci. Technol, 2023.
7. Baumann L, Understanding and Treating Various Skin Types: The Baumann Skin Type Indicator, Dermatol. Clin, 2008;26(3),359-373.
8. Baumann L, Validation of a Questionnaire to Diagnose the Baumann Skin Type in All Ethnicities and in Various Geographic Locations, J. Cosmet. Dermatol. Sci. Appl, 2016;6:34-40.
9. Baumann L et al., Cosmetic Dermatology: Principles and Practices, McGraw Hill, 2009.
10. Oliveira R et al., An Overview of Methods to Characterize Skin Type: Focus on Visual Rating Scales and Self-Report Instruments, Cosmetics, 2023;10(1):14.
11. Cho S et al., Explore highly relevant questions in the Baumann skin type questionnaire through the digital skin analyzer: A retrospective single-center study in South Korea, J. Cosmet. Dermatol, 2023;22(11):3159-3167.
12. Idris A et al., Diet and skin health: The good and the bad, J. Nutr, 2024;119. Anna P et al., Intake of antioxidant vitamins and minerals in relation to body composition, skin hydration and lubrication in young women, Antioxidants, 2021;10(7):1110.
13. Alice A et al., Hungry? How what you eat affects your skin, Frontier Young Minds, 2022;10.
14. Mostafa W et al., Vitamin D and the skin: focus on a complex relationship: a review, J. Adv. Res, 2015;6:793-804.
15. Farris S et al., Topical Vitamin C: A useful agent for treating photoaging and other dermatologic conditions, Dermatol. Surg, 2005;31:814-818.

머리말

✦

"어떤 영양제를 먹으면 좋을까요? 추천 부탁드려요!"
"피부 미인이 되려면 어떤 식품을 먹어야 할까요?"
"여드름에 좋은 음식이나 영양제가 있다면 알려 주세요!"
"피부 건강을 위해 음식을 조리할 때 주의해야 할 점은 무엇인가요?"

국내에서 이너 뷰티를 전문적으로 연구하는 식품 연구원이 많지 않다 보니, 관련 연구를 진행하며 다양한 질문을 받게 됩니다. 이러한 궁금증에 체계적으로 답하고자 뜻을 함께하는 14명의 개발자와 함께 『먹는거로 예뻐지기』를 집필하게 되었습니다.

많은 사람들이 예뻐지는 방법으로 병원 시술이나 성형을 떠올리지만, 이 책은 생활 속에서 식습관을 통해 실현할 수 있는 '먹는 것으로 예뻐지기'에 초점을 맞췄습니다. 식품을 통해 아름다움을 추구하고자 하는 독자들에게 작은 지침이 되기를 바랍니다.

다만, 이 책은 일반 독자를 대상으로 작성된 만큼 모든 정보가 개인에게 동일하게 적용되지는 않을 수 있습니다. 특정 질환이 있는 경우, 특정 식품 섭취가 건강에 영향을 줄 수 있으니 전문가와 충분한 상담 후 섭취하시는 것을 권장합니다.

모든 건강이 그러하듯, 아름다움 역시 '먹는 것'에서 시작될 수 있다고 믿으며, 이 책이 독자 여러분의 아름다운 여정을 함께할 수 있기를 바랍니다.

2025년 1월
저자 일동

I.
피부

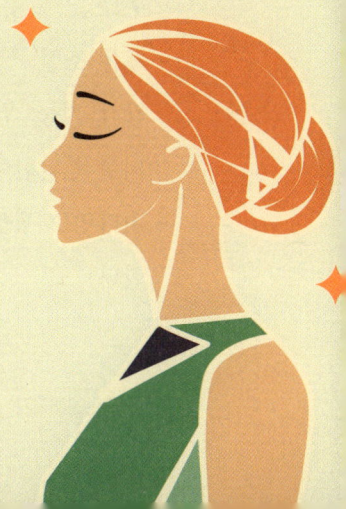

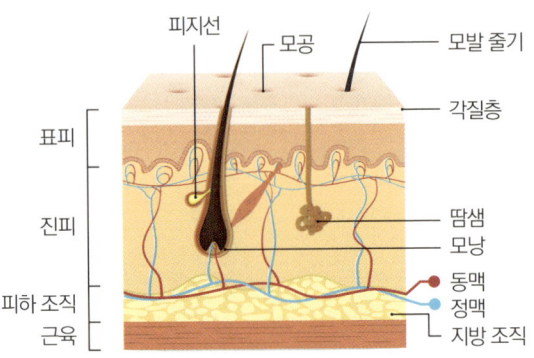

피부의 구조

1) 기능

피부는 평균 표면적이 약 2 m²으로 가장 큰 신체 기관 중 하나다. 피부는 유해한 물질이 체내에 침투하지 못하게 방어벽을 형성하고, 신체 내의 필수 화학물질과 영양소를 유지시키며 태양이 방출하는 자외선복사선의 해로운 영향을 막는다.

- **신체 보호 기능**: 피부 두께는 6 mm 이하에 불과하지만 탄탄한 보호막 역할을 한다. 건강한 피부는 과도한 수분 손실을 막아주고, 외부 유해 물질을 막는 장벽이다.
- **체온 조절**: 혈관 수축과 땀 분비를 통해 체온을 조절한다.
- **감각 기능**: 외부의 자극(압력, 진동, 열, 추위, 통증)을 감지하여 뇌로 전달한다. 특히 손가락 끝에 감각 수용체가 밀집해 있다.
- **비타민D 생성**: 자외선의 영향을 받으면, 활성 비타민D로 전환한다.

- **배설 작용**: 피지와 땀을 통해 배설 작용을 한다.

2) 구조

피부는 표피, 진피, 피하지방의 세 층으로 이루어져 있다. 피부 표면 밑에는 신경, 신경종말, 분비선, 모낭, 혈관이 있다. 땀은 진피샘에 의해 생성되고 작은 관을 통해 피부 표면에 도달한다.

(1) 표피층

표피는 피부의 가장 바깥층으로 거칠고 납작한 세포들이 벽돌처럼 쌓여있다. 표피층은 가장 얇은 층으로 지속해서 새롭게 생성되는 각질 형성 세포 외에도 멜라닌 형성 세포 등 다양한 세포로 구성되어 있다. 표피의 가장 바깥 부분의 피부 각질층은 방수의 기능을 하며, 대부분의 박테리아, 바이러스, 기타 외부 물질이 신체로 침투하는 것을 방지한다. 표피의 기저층에는 멜라닌 형성 세포가 멜라닌 색소를 생성하여 피부색에 영향을 준다.

(2) 진피층

진피층은 표피의 15~40배 두께로 콜라겐, 탄력섬유로 구성되는 결체조직과 바탕질로 이루어져 있다. 진피층에는 신경종말, 에크린 땀샘, 피지샘(피지선), 모낭, 혈관, 림프순환계가 있다. 신체 부위에 따라 신경종말, 땀샘, 피지선, 모낭, 혈관의 수는 다르다. 예를 들어, 피부 상단에는 모낭이 많은 반면 발바닥에는 없다.

신경종말은 압력과 접촉을 통해 통증과 온도를 감지한다. 손끝과 발가락에는 많은 신경이 분포해 접촉에 극히 민감하다.

땀샘은 스트레스와 열에 반응하여 땀을 생산하고, 땀은 피부에서 증발하면서 신체 온도를 낮춘다.

피지선은 모낭으로 피지를 분비한다. 피부의 수분감을 유지하고 부드럽게 하는 유분으로, 외부에 대한 방어벽으로도 작용한다.

모낭은 전신에 다양한 모발을 생성한다. 모발은 사람의 외모에 기여할 뿐 아니라 중요한 신체 역할을 담당한다. 체온을 조절하고, 상처를 보호하며 손상된 표피가 재생할 수 있는 줄기세포를 함유한다.

진피의 혈관은 피부에 혈액과 함께 영양소를 공급하여 체온 조절에 기여한다. 더위는 혈관을 넓혀 피부 표면에 가깝게 혈액을 순환시켜 열을 방출한다. 또한 추위는 혈관을 수축하여 체온을 유지한다.

(3) 지방층

피부 깊은 층인 피하지방층은 열 손상을 방어하고 충격을 흡수하여 몸을 보호하며 영양저장소의 기능을 한다. 피하지방층의 지방세포들은 섬유결체조직에 의해 소엽(Lobule)으로 분리되어 있다.

3) 기타 기능

(1) 피부 면역

면역이란 생체의 내부 환경이 외부 인자(알레르기, 세균, 바이러스 등 항원)에 대하여 방어하는 현상으로 외부에서 들어온 병균에 저항하는 힘을 말한다. 면역세포의 기능이 저하되거나 공격받을 때 면역력이 약해지며, 개인의 면역력에 따라 같은 환경에서도 질병에 걸리는 정도가 다르다.

면역력이 떨어지는 경우 다양한 질병에 걸릴 수 있고, 알레르기로 인해 피부에 발한, 두드러기, 가려움증이 발생하는 등 피부 면역도 저하된다. 여드름이나 지루성 피부염부터 심할 경우 자가면역질환이 발생하여 아토피, 백반증 등 삶의 질을 떨어뜨리는 증상까지 나타나게 된다.

(2) 모발

모발은 각화된 상피세포로 신체의 여러 부위에 단단하게 밀착되어 있는 원추섬유 다발이다. 모발은 두피를 외부 환경으로부터 보호하는 역할을 하며, 개인의 미적 만족도와 심리적 안정감에 큰 영향을 미치는 중요한 신체 부위다. 모발은 신체 노폐물 배출 기능을 하며, 외부 충격을 흡수하고, 자외선으로부터 두피를 보호하며 보온 효과를 지닌다.

(3) 체지방

체지방은 식품을 통해서 섭취되거나 간과 같은 체내 조직에서 합성된다. 체지방은 크게 피하조직에 저장된 피하지방과 복강 안쪽 내장 사이에 저장된 내장지방으로 구분할 수 있다. 복부지방은 복부의 내장지방과 피하지방을 통칭하는 말이다.

체지방은 주요 에너지원이며 동시에 에너지를 저장하는 저장소이다. 우리 몸을 정상 온도(36.5 ℃)로 유지하기 위한 단열재 역할을 하며, 외부 충격으로부터 내부 장기를 보호함과 동시에 다양한 종류의 신진대사에 관여한다.

(4) 손톱

손톱은 피부의 일환으로 손에 힘을 가하고 촉감을 주는 기능을 한다. 손톱은 손가락의 끝을 보호하고 우리 몸의 건강 상태를 나타내는 역할을 한다. 하지만, 예로부터 현재까지 손톱은 미용적인 면으로 주목받아 왔으며, 손톱을 꾸미는 과정에서 발생하는 화학적 및 물리적 충격은 손톱을 얇게 하고 깨지게 한다. 또한, 건강하고 깔끔한 손톱을 위해 네일보강제 및 이너 뷰티 제품을 찾는 소비자들이 늘어나고 있다.

참고 문헌

1. Julia Benedetti, MD, Harvard Medical School, 2024. (https://www.msdmanuals.com/ko-kr/home)
2. 이증훈 외 2명, 피부의 구조와 기능, 대한피부과학회 교과서 편찬위원회, 피부과학(개정6판), 2014. 대한의학서적 2014:1-29.
3. 피부, 인체정보, 서울아산병원. (https://www.amc.seoul.kr/asan/mobile/healthinfo/body/bodyDetail.do?bodyId=65&partId=B000019)

1. 미백

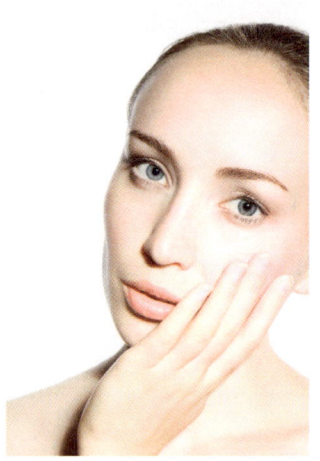

1) 정의

미백은 사전적 의미로 "살갗을 아름답고 희게 함"이라는 뜻이다. 하얀 피부는 귀족의 이미지, 창백한 피부는 연약한 여성스러운 이미지, 잡티 없는 피부는 깔끔하고 단정한 이미지를 더해 준다. 서양의 '백설공주'와 조선시대 미인의 기준처럼 동서양을 막론하고 예부터 하얀 피부는 미의 기본 조건이었다.

이러한 피부색은 머리카락과 눈의 색과 함께 피부의 최상층에 있는 멜라닌 양에 의해 결정된다. 멜라닌 생성을 억제하여 피부를 하얗게 하는 것을 '미백'이라 부른다.

2) 원인

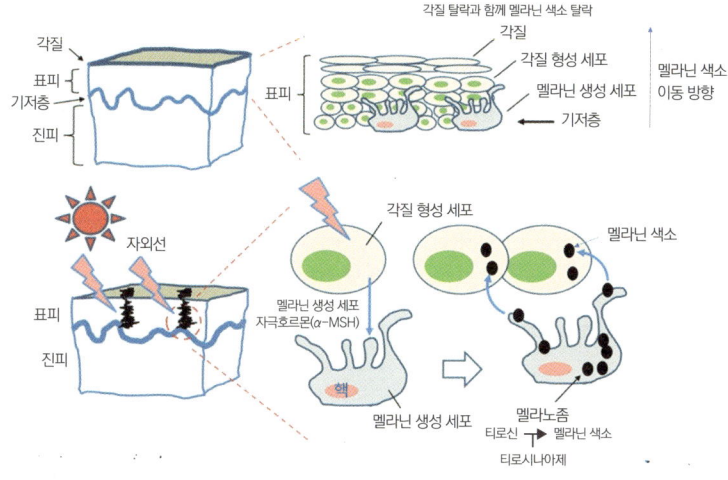

과색소 침착은 피부의 특정 부위가 과도한 멜라닌으로 인해 어두워지는 현상이다. 멜라닌은 검은 색소와 단백질의 복합체이다. 멜라닌 생성 과정은 피부의 표피, 진피, 지방층 중 표피 맨 밑의 기저층에 위치한 멜라닌 형성 세포(Melanocyte)에서 시작되며 멜라닌 생성 세포 자극 호르몬과 티로시나아제(Tyrosinase)라는 효소가 티로신(Tyrosine)이라는 아미노산을 산화시켜 멜라닌 색소를 만들어낸다. 멜라닌은 흑갈색을 띠는 유멜라닌(Eumelanin)과 붉은색 또는 황색을 내는 페오멜라닌(Pheomelanin)으로 나누어진다. 이렇게 생성된 멜라닌은 각질 형성 세포로 전달되어 표피에 퍼지게 되며 약 한 달 후 각질로 피부에서 탈락된다. 피부가 어두워지는 이유는 유전, 호르몬, 자외선 등에 의해 많은 멜라닌이 생성되거나 노화 등으로 각질세포가 탈락되지 않아 피부에 누적된 멜라닌의 양이 많아져 어둡게 보이게 된다. 건강하지 않은 피부는 멜라닌이 진피층까지 번져 피부가 더 어두워 보일 수 있다.

멜라닌은 자외선을 흡수하고 산화되어 자외선이 피부 깊숙하게 침투되는 것을 방지한다. 자외선을 많이 받을수록 피부는 신체 보호를 위해 더 많은 멜라닌을 만들게 된다. 멜라닌 형성 세포에서 멜라닌을 합성하지 못하는 선천적 유전질환인 백색증이나 마이클 잭슨과 같이 후천적으로 나타나는 탈색소성 질환인 백반증은 자외선으로 인한 일광화상이나 피부암에 더 취약하다.

멜라닌 합성을 유도하는 주요 요인은 다음과 같다.

① 태양 노출

자외선은 멜라닌 세포를 자극하여 멜라닌 색소 생성을 증가시키며, 이로 인해 주근깨, 검버섯 등이 생긴다.

② 호르몬 변화

호르몬 변화는 특히 여성에게 흔히 나타나며, 임신, 경구 피임약, 호르몬 대체 요법 등이 원인이 될 수 있다. 이로 인해 얼굴에 갈색이나 회갈색 반점이 나타날 수 있다.

③ 염증 후 색소 침착

여드름, 상처, 피부염, 습진 등의 염증성 피부 질환이 주된 원인이다. 피부에 염증이 생긴 후 회복 과정에서 멜라닌이 증가하며, 색소 침착이 치료 후에도 지속될 수 있다.

④ **피부 노화**

나이가 들면서 피부가 얇아지고 멜라닌 세포가 불규칙하게 작용하여 검버섯(나이 반점)과 같은 색소 침착이 나타날 수 있다.

⑤ **유전적 요인**

백인은 멜라닌 형성 세포가 멜라닌 색소를 적게 생성하고, 흑인은 멜라닌 색소를 많이 생성한다. 또한, 가족력에 따라 색소 침착이 더 잘 나타날 수 있다.

3) 예방

색소 침착을 예방하는 방법 중 가장 효과적인 것은 원인인 자외선을 차단하는 것이다. 이를 위해서는 선크림을 꼼꼼하게 발라야 하며, 오랫동안 야외 활동을 하는 경우에는 틈틈이 덧발라 주는 것이 좋다. 또한, 충분한 수면은 피부 재생을 유도하여 손상된 세포의 재생을 돕고, 색소 침착을 개선하는 데 도움을 준다.

각질 제거는 색소 침착 예방에 도움을 준다. 각질 제거는 피부 표면의 죽은 세포를 제거하고, 새로운 피부가 재생되도록 돕는다. 따라서 자극이 적은 제품을 이용해 주기적으로 관리해 주는 것이 중요하다. 비타민, 미네랄이 풍부한 과채류를 꾸준히 섭취하는 것도 색소 침착 예방에 도움이 된다. 이러한 영양소는 피부 건강을 증진할 수 있으며, 미백 기능성화장품과 함께 사용하면 더 효과적이다.

마지막으로, 상처가 났을 경우 색소 침착으로 인해 흉터가 생길 수 있기 때문에 주의해야 한다. 이때는 습윤 밴드 등을 활용해 상처 부위를 보호하고, 새살이 돋는 과정에서 자외선에 의한 색소 침착을 예방하는 것이 좋다.

4) 좋은 식품

(1) 건강식품

시중에 흔하게 판매되고 있는 미백 기능 영양제는 모두 의약외품에 속한다. 의약외품이란 사람이나 동물의 질병을 치료, 경감, 처치, 예방할 목적으로 사용하지만, 인체에 약하게 작용하거나 직접적으로 작용하지 않는 제품을 말한다. 의사의 처방 없이 쉽게 구할 수 있으며 기미 주근깨 완화 효능으로 알려진 제품들은 모두 저함량 비타민과 미네랄의 복합 제제로 분류되는 의약외품이다. 그중 많이 쓰이는 성분들을 아래에 기재하였다.

① 글루타치온(Glutathione) [250 mg/일]

글루타치온은 강력한 항산화제로, 티로시나아제 억제를 통해 멜라닌 생성을 억제한다. 또한, 멜라닌 세포에서 페오멜라닌 생성을 증가시키고, 유멜라닌 생성을 억제한다.

② 시스테인(L-Cysteine) [120 mg/일]

체내에서 자연적으로 생성되는 아미노산으로, 글루타치온의 전구체로 항산화 효과가 있으며, 멜라닌 합성 과정에서 중요한 효소인 티로시나아제의 활성을 억제하여 멜라닌 생성을 감소시킨다.

③ 비타민C(Ascorbic Acid) [100 mg/일]

비타민C는 항산화제로 작용하며, 티로시나아제 억제를 통해 멜라닌 생성을 줄인다.

④ 니아신아마이드(Niacinamide) [15 mg/일]

비타민B3의 한 형태인 니아신아마이드는 멜라닌이 각질 형성 세포로 이동하는 것을 방해하여 피부의 색소 침착을 줄인다.

(2) 일상생활 속 식품

'미백' 기능성인 화장품은 시중에 많이 있다. 그러나 바르는 것 말고 섭취에 대한 기대감으로 '미백'에 도움을 받기 위해 건강기능식품이나 의약외품 등을 찾아 볼 테지만, 아쉽게도 현재 우리나라에는 건강기능식품과 의약외품으로 '미백' 기능성이 있지 않다.

그러다 보니 미백과 관련된 식품 그리고 성분에 대해 입소문이나 잘못된 정보를 얻으며 정확하게 알지 못하는 경우가 많다. 미백에 좋은 식품을 고르는 방법은 간단하다. 비타민C가 풍부한 과일이나 채소를 자주 섭취하면 된다. 기본적으로 비타민C가 들어간 과일과 채소는 다음과 같다.

① **시트러스 계열**

　귤, 레몬, 오렌지, 자몽, 라임, 키위 등이 포함된다. 상큼한 맛으로 많은 사랑을 받는 이 과일들은 미백에 좋은 비타민C가 풍부하다. 시트러스 계열의 과일은 노화를 방지하고 피부 건강을 챙기는 데 탁월하고 항산화 작용은 우리 피부를 환하게 만들어 주는 역할을 하고 있다. 이 중 귤은 100 mg당 44 mg 정도의 비타민C가 들어 있으며, 귤 2~3개 섭취 시 성인 일일 비타민C 권장량을 채울 수 있다. 귤뿐 아니라 오렌지, 레몬 등에도 많은 비타민C가 들어 있으니 제철 과일을 자주 섭취하는 것을 추천한다.

② **싱싱한 채소**

　비타민C 하면 레몬이나 오렌지가 먼저 떠오르지만, 사실 비타민C는 채소에 더 많이 들어 있는 경우도 있다. 레몬 100 g당 비타민C의 양은 약 51 mg이다. 신선한 파슬리 100 g에 들어 있는 비타민C의 양은 133 mg으로 성인 일일섭취량 기준보다 더 많이 들어 있다.
　파프리카는 빨강, 노랑, 초록 등 다채로운 색상을 자랑하는 인기 있는 채소이다. 이 중 빨강 파프리카는 빨간색 색소의 카로티노이드(Carotenoid) 색소가 들어 있어 우리 몸에서 강력한 항산화제로 작용한다. 그리고 파프리카 100 g에 들어 있는 비타민C의 양은 127 mg으로 성인 일일섭취량 기준보다 더 많이 들어 있다. 이 외에 케일, 브로콜리 등 비타민C가 풍부한 채소들을 통해서 비타민C 섭취가 가능하다.

5) 조리법

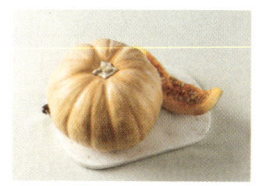 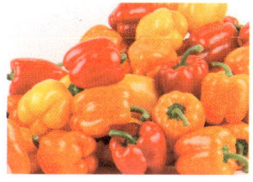 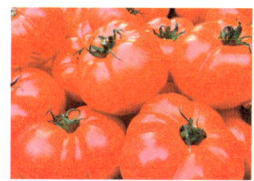

① 호박, 파프리카, 토마토(노란색, 빨간색 채소)

호박에는 비타민A, 비타민E 등이 풍부한데, 지용성 비타민의 경우 기름에 익혀 먹는 것이 흡수율을 높인다. 기름에 조리하면 열에 의해 세포벽이 파괴됨으로써 영양소가 더 잘 빠져나와 섭취 시에 흡수율을 높인다. 파프리카 또한 지용성 비타민과 카로틴을 다량 함유하고 있다. 카로틴은 기름과 함께 섭취하게 되면 흡수율을 60~70 %까지 올릴 수 있고, 껍질에 다량 함유되어 있기에 껍질째 먹는 것을 권장한다.

토마토는 라이코펜, 베타카로틴 등 다양한 영양소를 가지고 있는데, 그중에서 라이코펜은 피부 미용과 항암효과에 우수한 효과를 띤다. 라이코펜은 삶거나 볶는 등 가열 조리를 했을 때 생으로 먹는 것보다 라이코펜의 체내 흡수율을 4배가량 높일 수 있고, 익힌 토마토에 올리브유를 넣어 먹으면 흡수율을 9배 정도 높인다는 결과도 있다.

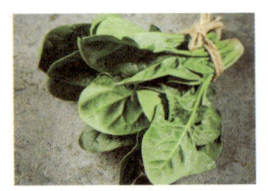 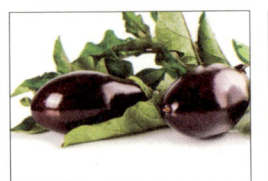 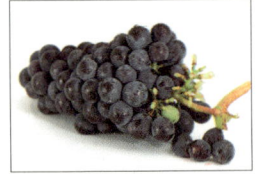

② 시금치, 가지, 포도(초록색, 보라색 채소)

시금치는 베타카로틴, 비타민A, 비타민C 등의 영양소를 함유하고 있는데 베타카로틴과 비타민A의 경우 지용성이기에 기름에 살짝 볶아 먹는 것이 좋다. 또한, 칼질을 한 후에 삶게 되면 비타민C가 잘린 단면으로 빠져나가기에 통으로 데쳐서 먹는 것이 영양 손실을 줄일 수 있다.

가지는 수분함량이 높고, 안토시아닌과 클로로겐산과 같은 항산화 성분을 다량 함유하고 있다. 가지는 기름을 잘 흡수하기 때문에 기름에 볶거나 튀길 경우 비타민E와 불포화지방산 흡수에 도움을 준다. 포도에는 레스베라트롤, 카테킨류와 같은 항산화 물질이 들어 있어 미용에 도움을 줄 수 있고, 포도를 가열 조리하게 될 시 단맛과 향이 풍부해지고, 잼으로 만들어 먹을 경우 항산화 물질인 레스베라트롤 함량이 크게 증가한다는 연구 결과가 있다.

현직자와 함께하는 Q&A

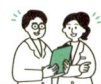

Q1. 먹는 비타민C가 피부 미백에 도움이 되나요?

A 「안면 피부관리와 항산화 비타민 섭취의 피부건강 상태 변화」 논문에 의하면, 피부 관리만 받은 그룹보다 피부 관리와 비타민C 섭취를 함께하는 그룹의 멜라닌 수치가 큰 폭으로 감소한 것을 확인했다. 꾸준한 관리와 함께 비타민C를 섭취하는 것은 피부 미백에 도움이 될 수 있다는 것을 보여 준다.

Q2. 피부 미백을 위해서 피해야 하는 음식은 무엇인가요?

A 「30·40대 여성의 피부색소침착에 영향을 미치는 요인에 관한 연구」에 따르면, 아이스크림이나 케이크, 탄산음료 등 가공식품 섭취가 많을수록, 튀김이나 볶음요리 섭취가 많을수록 피부 착색 지수가 높다고 밝혔다. 피부 미백을 위해서는 선크림을 사계절 내내 사용하고, 건강하고 균형 잡힌 식습관을 유지하는 것이 도움이 된다.

Q3. 물을 많이 마시면 피부 미백에 효과가 있나요? 얼마나 마셔야 하나요?

A 피부의 미백을 포함하는 피부 건강을 유지하기 위해서는 수분 공급이 중요하다. 수분은 신체조직을 구성하고 영양소 공급, 노폐물 배출, 및 신체의 기능을 유지하는 데 필수적이기 때문이다. 한국영

양학회에서 권장하는 수분 섭취량인 하루 1.1 L 이상의 물을 섭취한 경우, 피부의 수분 보유도가 적절하게 유지될 수 있다.

Q4. 카페인이 피부 미백에 영향을 미치나요?

A 카페인은 신장의 혈액량을 증가시키고 수분의 재흡수를 방해할 수 있다. 이를 통해 소변의 양이 증가하고 더 자주 배출하게 되어 신체는 수분 부족 상태가 되며, 피부 세포의 수분 보유도가 감소하게 된다. 결과적으로 각질 증가, 푸석한 피부 상태를 유발할 수 있으므로 커피를 하루 5잔 이하(카페인 1일 최대 권고 섭취량 400 mg 이하)로 섭취하는 것이 좋다.

Q5. 생활 습관을 고치는 것만으로도 피부 미백에 도움이 될까요?

A 피부 관리, 화장품, 피부과적인 시술 등 외부적인 처치나 기능성 식품 섭취 전에 적절한 영양 섭취가 건강한 피부 상태를 유지하게 한다. 나이가 들어 감에 따라 피부는 점차 약해지면서 색소가 침착되는 등 변화가 가장 뚜렷하게 나타난다.

피부 건강을 위한 영양 성분을 섭취하고, 선크림을 꾸준히 바르는 등 생활 습관을 고치면 색소 침착을 막아 피부 미백을 개선하는 데 도움을 줄 수 있다.

참고 문헌

1. Kim SM et al., Changes in the skin health conditions by facial skin care and antioxidant vitamins, Kor J Aesthet Cosmetol, 2009;7(4):111-125.
2. Kwack Y-k et al., A study of influencing factors on the skin pigmentation of 30s and 40s of women, Kor J Aesthet Cosmetol, 2013;11(5):891-901.
3. Kim NJ et al., The correlation analysis of fluid intake, skin hydration and skin pH of college students, Journal of Korean Biological Nursing Science, 2015;17(2):132-139.
4. Lee B et al., Caffeine contained beverage intake and sleep quality of university students, Journal of the Korean Society of School Health, 2014;27(1):31-38.
5. Kwak J, Effects of dietary behavior on the skin aging and acne of middle-aged women, Konkuk University PhD thesis, 2013.
6. 조현주 외 1명, 여대생의 식습관과 영양소 섭취상태가 피부상태에 미치는 영향, 한국영양학회지, 2010;43(3):233-245.
7. Seong SH et al., Oral consumption of Bonito fish-derived elastin peptide (VGPG Elastin®) improves biophysical properties in aging skin: A randomized, double-blinded, placebo-controlled study, Skin Research and Technology, 2024;30(3):e13634.
8. Mohiuddin AK. Skin lightening & management of hyperpigmentation. Pharma Sci Anal Res J, 2019;2:180020-180068.
9. 미백, 표준국어대사전. (https://stdict.korean.go.kr/search/searchView.do?word_no=429056&searchKeywordTo=3)
10. 의약품 등 정보 검색, 의약품안전나라. (https://nedrug.mfds.go.kr/searchDrug)
11. 백색증, 서울대학교병원 N의학정보. (http://www.snuh.org/health/nMedInfo/nView.do?category=DIS&medid=AA000216)
12. 백반증, 서울대학교병원 N의학정보. (http://www.snuh.org/health/nMedInfo/nView.do?category=DIS&medid=AA000215)
13. 김경영 외 7명, 한권으로 끝내는 화장품학, 매디시언, 2020.

14. 서울대학교병원 건강칼럼 Skin Pharmacol Physiol, 2019;32(2):101-108.
15. The right "5-a-day" mix is 2 fruit and 3 vegetable servings for longer life, Newsroom. (https://newsroom.heart.org/news/the-right-5-a-day-mix-is-2-fruit-and-3-vegetable-servings-for-longer-life)
16. Healthy diet, World Health Organization. (https://www.who.int/news-room/factsheets/detail/healthy-diet)
17. Phytonutrients: Paint your plate with the colors of the rainbow, Harvard Health Publishing. (https://www.health.harvard.edu/blog/phytonutrients-paint-your-plate-with-the-colors-of-the-rainbow-2019042516501)

2. 주름(탄력)

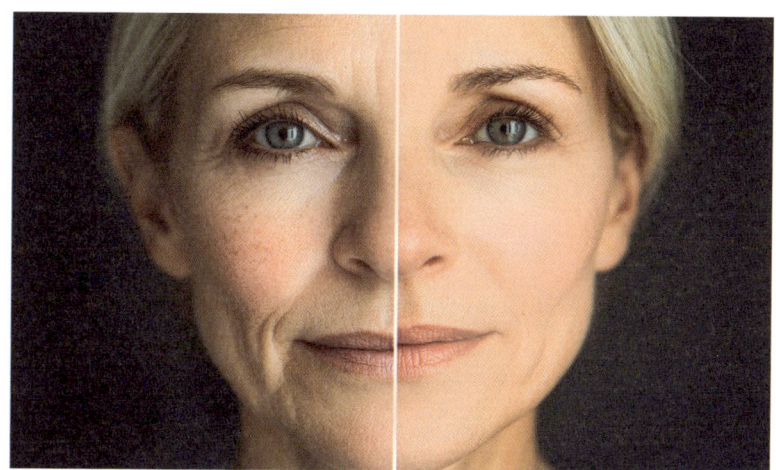

1) 정의

　우리는 나이가 들면서 "피부가 처졌어" 또는 "주름이 생겼어"라며 피부 탄력이 저하되는 것을 느끼게 된다. 탄력이 떨어진 피부는 피곤해 보이며 안색 또한 칙칙해 보일 수 있다.

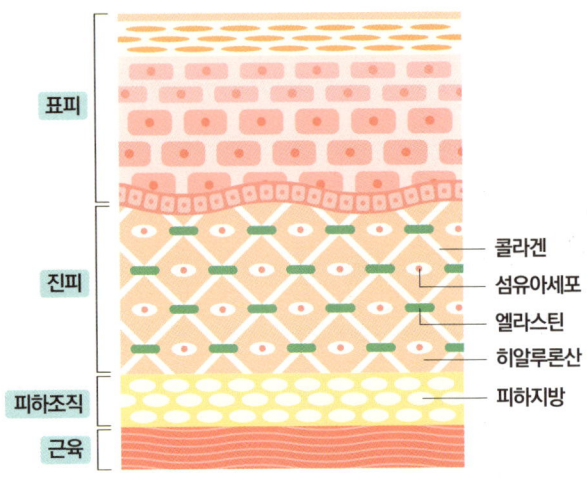

　피부 탄력을 이해하기 위해서는 먼저 피부 구조를 이해하는 것이 중요하다. 피부는 표피, 진피, 피하조직으로 나뉜다. 이 중 탄력에 주로 영향을 미치는 부위는 진피이며, 진피는 콜라겐과 엘라스틴으로 구성되어 있어 피부에 탄력과 강도를 부여하는 역할을 한다.

　콜라겐은 종류에 따라 피부, 혈관, 연골 등 신체의 다양한 조직을 구성하는 단백질로, 단단한 성질을 가진다. 엘라스틴은 피부, 혈관, 폐 등 탄력 있는 조직에 존재하며, 탄력성과 신축성이 있는 단백질이다.

　쉽게 비유하자면, 피부라는 건축물에서 콜라겐은 철근 역할을 하고, 엘라스틴은 그 철근을 잡아 주는 시멘트 역할을 한다.

　따라서, 진피층에서의 콜라겐과 엘라스틴을 보존하여야 탄력 있는 피부를 유지할 수 있다.

2) 원인

피부 탄력 저하의 원인으로는 영양 부족, 노화, 자외선 노출, 생활 습관 등 다양한 요소가 있다. 영양이 부족하거나 노화가 진행되면 신체 기능이 저하되면서 세포의 회복 능력이 떨어지고, 그 결과 탄력이 줄어들어 주름이 발생한다.

이러한 피부 탄력 저하를 방지하려면 피부 세포에 충분한 영양을 공급하는 것이 중요하다. 섭취한 영양 성분이 세포 생성에 효과적으로 활용되려면 신진대사가 원활해야 하므로, 충분한 수면과 규칙적인 운동에도 신경을 써야 한다.

3) 예방

피부 노화를 방지하기 위해서는 피부에 좋은 영양소가 잘 흡수될 수 있는 식단과 건강한 생활 습관이 중요하다.

식습관과 피부 노화는 직접적인 연관이 있어 균형 잡힌 식단을 유지해야 한다. 특정 음식에 집중하기보다, 비타민C와 같은 영양소의 균형을 맞추는 것이 중요하다. 또한, 과음, 흡연, 과도한 카페인, 과한 당 섭취는 피부 노화에 영향을 미치므로 피해야 한다.

생활 습관으로는 원활한 대사를 위한 충분한 수면, 광노화 예방을 위한 선크림 사용, 면역 약화를 예방하기 위한 스트레스 관리가 필요하다. 피부에 무리를 주는 과도한 사우나는 지양하고, 노폐물 제거와 위생을 위해 적절한 세안이 필요하다.

4) 좋은 식품

(1) 건강식품

① 콜라겐 [1,000~3,000 mg/일]

    탄력 증진을 위해 가장 많이 찾는 건강식품인 콜라겐은 인체의 지지대라고 불리는 피부, 뼈 등 생체 조직과 신체 연결 조직을 구성하는 성분이다. 콜라겐이 부족하면 피부 탄력이 저하되고 주름이 생기는 원인이 된다. 하지만 시중에 판매되는 콜라겐 제품 중 식품의약품안전처로부터 기능성을 인정받아야 한다. 건강기능식품 콜라겐은 전체 제품의 약 3 % 정도밖에 되지 않는다. 일반식품 콜라겐 또한 탄력에 도움이 될 수 있으나 효과가 있다고 입증된 섭취량이나 원료의 유래가 명확하지 않은 경우가 많아 선택에 주의가 필요하다.

② 단백질 [55 g/일]

    단백질은 수분 외에 대부분의 신체조직을 구성한다. 단백질이 사람의 신체조직에 잘 활용되려면 체조직과 아미노산 구성이 비슷한 단백질을 섭취하는 게 좋은데 식물성 단백질보다는 동물성 단백질(젤라틴 제외)이 체조직과 비슷하여 섭취 시 신체조직 구성 전환에 용이하다.

    콜라겐은 단백질의 한 종류로 뼈, 피부, 연골, 결합조직에 많다. 동물의 가죽이나 생선의 껍질에 많이 함유되어 있다.

    단백질은 위에서 위산과 펩신에 의해 부분적인 소화 → 췌장에서 효소에 의해 분해 → 소장에서 아미노산으로 완전 분해 → 간에서 단백질로 재합성, 혈액으로 체세포 이동, 탄수화물이나 지방으로 전환, 에너지에 이용되며 나머지는 배설된다(유아기 초기엔 위장관에서 작은 단백질도 통째로 흡수 가능하여 우유나 달걀 같은 알레르기 주의해야 한다).

단백질을 많이 섭취하면 잉여의 단백질은 단백질 형태로 체내에 저장되지 않고 탄수화물, 지방으로 전환되거나 에너지로 소비된다. 또한 단백질의 대사물질인 질소를 요소로 배출시키는 신장에 무리가 되며 칼슘 배설량이 증가해 칼슘을 보강하여 섭취해야 하므로 과도한 단백질 섭취는 건강에 좋지 않다.

③ 비타민C [100 mg/일]

비타민C는 생명 유지에 필수적인 영양소이며, 사람은 스스로 합성할 수 없는 성분으로 반드시 외부에서 공급받아야 한다. 식품으로서의 좋은 급원 식품은 주로 감귤류, 감자, 녹색 채소 등이다.

비타민의 주요 기능은 항산화 기능, 콜라겐 합성, 철분 흡수, 면역 기능이 있다.

비타민C는 피부 탄력을 위한 섬유성 단백질인 콜라겐의 합성 과정에 관여하며 콜라겐 섬유를 안정화시킨다. 비타민C 결핍증인 괴혈병은 비타민C의 부재로 콜라겐 합성이 정상적이지 못해 신체 전반에 걸쳐 결합조직이 약화되는 질병인 만큼 콜라겐 합성에 비타민C의 역할은 매우 중요하다.

비타민C 하루 권장량은 100 mg이지만 흡연자이거나 경구 피임약을 복용하거나 조직 손상으로 회복 중인 환자의 경우에는 섭취량을 증가하도록 권장하고 있다. 상한 섭취량은 하루 2 g으로 과량 섭취 시 더부룩함, 위 염증, 설사 등 소화계 부작용이 발생될 수 있다.

④ 아연 [8.5 mg/일]

아연은 인간의 정상적인 성장과 발달에 중요하다. 체내의 거의 모든 세포가 아연을 함유하고 있으며 세포 내의 다양한 기능을 수행하는 데 필수적이다. 단백질이 풍부한 고기와 해산물에 많이 함유되어 있다.

아연은 면역 기능, 생식, 성장 발달 등의 기능으로 결핍되면 발육과 성장이 지연되고 피부염, 상처 치유 속도 저하 등의 문제를 일으킨다. 1일 상한 섭취량은 35 mg으로 과량 복용 시 부작용을 나타낸다.

⑤ 구리 [800 μg/일]

구리는 체내에서 많은 단백질과 효소들의 한 부분으로 중요한 기능을 한다. 구리가 포함된 효소인 리실 옥시다아제는 결합조직에 형성에 필요하다.

구리의 급원 식품으로는 간, 갑각류, 견과류, 종자류, 대두 제품들, 아보카도, 다크초콜릿 등이 있다.

1일 상한 섭취량은 10 mg으로 과량 섭취 시 간손상이 일어날 수 있다.

(2) 일상생활 식품

① 연어(혹은 껍질째 섭취 가능한 생선류)

단백질은 생체 구조 조직을 만드는 원료로 주요 구조 단백질인 콜라겐, 액틴, 미오신 등을 만든다. 100 g 기준 약 20 g의 단백질을 함유하는 연어는 그 자체로도 좋은 단백질 급원 식품이며 단백질 대사에 필수적인 비오틴이 함유되어 있으며 콜라겐을 분해하는 기질금속단백질분해효소(MMP) 생성을 억제하여 피부 탄력에 좋은 식품이다. 연어 외에 콜라겐 함량이 많은 껍질 부위를 함께 섭취할 수 있는 생선류도 피부 탄력에 좋은 급원 식품이 될 수 있다.

② 감귤류(오렌지, 레몬, 자몽)

비타민C 함량이 높은 감귤류 중 오렌지는 100 g당 약 55 mg의 비타민C를 함유하고 있다. 또한 구아바와 빨간 고추도 많은 함량의 비타민C를 보유하고 있다.

③ 굴

석화로도 불리는데, 아연과 구리가 풍부한 굴은 90 g당 약 77 mg의 아연과 3.8 mg의 구리를 함유하고 있다.

여름철에는 식중독 병원체에 감염되기 쉬운 계절이라 조심해야 하며 가을에서 겨울에 영양이 가장 풍부하고 맛이 좋다. 타우린의 함량도 많아 콜레스테롤과 혈압 저하에도 도움을 줄 수 있다.

5) 조리법

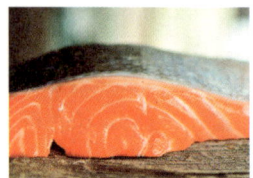 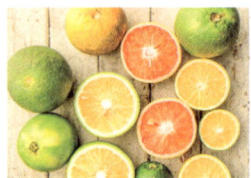 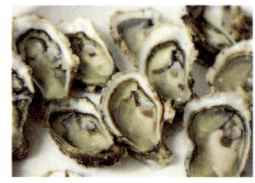

① **연어**

　연어는 단백질뿐만 아니라 다양한 영양소의 급원으로서 피부 개선에 큰 도움을 준다. 연어는 살뿐만 아니라 껍질, 근육 등에도 다양한 영양소가 존재하기에 껍질째 구이나 찜으로 먹는 것이 좋다. 다만 비타민C나 오메가3와 같은 영양소들은 비교적 열에 약하기 때문에 과도한 가열을 하게 되면 영양소가 파괴될 수 있어 회나 초밥같이 날것으로 먹는 것도 좋다.

② **감귤류, 딸기 등**

　오렌지, 귤과 같은 감귤류와 딸기와 같은 과채류에는 피부에 좋은 비타민C가 다량 함유된 대표적인 식품으로서 많은 사람들이 섭취한다. 열에 약하기 때문에 비타민C를 온전히 섭취하기 위해선 가능한 한 생으로 섭취하고, 칼과 같은 금속에 닿을 경우 파괴될 수 있으니 다지기보다는 크게 덩어리로 자르는 것이 좋다. 또한 저온에 보관하면 비타민C의 산화효소를 줄여 손실을 방지할 수 있고, 물에 오래 담가 두지 않은 채 빠르게 씻어 생으로 섭취하는 것이 좋다.

③ 굴

굴에는 체내 세포 합성을 도와주는 아연과 구리, 비타민과 무기질 등 다양한 영양소가 존재한다. 생굴 섭취 시 위에 레몬즙을 뿌리게 되면 세균 번식 억제 효과와 더불어 비타민C가 굴 내에 존재하는 칼슘과 철분의 흡수를 도와준다. 다만 여름에는 신선도와 상관없이 독소가 들어 있을 수 있어 생굴 섭취를 피하고, 찜이나 국, 전과 같은 가열 조리를 통해 섭취하는 것이 좋다.

현직자와 함께하는 Q&A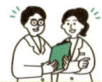

Q1. 유산균이 피부 주름 개선에 어떻게 도움이 될 수 있나요?

Ⓐ 유산균은 장내 미생물 균형을 맞추어 염증 반응을 줄이고, 이는 피부의 노화 속도를 늦추는 데 도움이 된다. 또한, 특정 유산균은 피부 내 콜라겐과 엘라스틴의 분해를 억제하여 주름 형성을 늦추는 데 기여할 수 있다.

Q2. 유산균이 이미 생긴 주름을 완화하는 데도 도움이 될까요?

Ⓐ 유산균이 이미 생긴 주름을 완전히 제거할 수는 없지만, 피부의 수분 보유력을 높이고 탄력을 증진시켜 주름의 깊이를 완화하는 데 도움이 될 수 있다. 유산균이 함유된 식품이나 보충제를 꾸준히 섭취함으로써 피부의 전반적인 건강을 개선할 수 있다.

Q3. 주름 개선을 위한 자연적인 방법이 있을까요?

Ⓐ 자연적인 방법으로는 얼굴 요가, 안면 마사지를 통해 혈액순환을 촉진하는 방법이 있다. 또한, 항산화 성분이 풍부한 식단(예: 베리류, 녹차, 견과류 등)을 유지하고, 스트레스를 줄이며, 충분한 수면을 취하는 것도 주름 예방에 도움이 된다.

Q4. 비타민C를 먹으면 주름 완화에 도움이 되나요?

🅐 「초음파 관리와 비타민 C 제재가 피부 주름 개선에 미치는 효과」, 「안면 피부관리와 항산화 비타민 섭취의 피부건강 상태 변화」 두 논문의 연구 결과에 따르면 피부 관리만 했을 때보다 꾸준한 관리와 함께 비타민C 제재가 함유된 하이드로젤을 함께 사용하여 피부에 직접적으로 관리할 경우 피부 주름 개선에 효과적인 영향을 미치는 것으로 밝혀졌다. 비타민제를 섭취하여 효과를 보고자 할 경우 피부 관리와 함께 비타민C + E를 함께 섭취하여야 효과를 볼 수 있다. (섭취량: 비타민C 1,000 mg + 비타민E 1,000 IU)

Q5. 콜라겐 섭취가 실제로 피부 주름에 도움이 되나요?

🅐 실제로 콜라겐 섭취는 피부 주름 완화에 도움이 된다. 「콜라겐 섭취가 안면피부 주름에 미치는 영향」 논문의 연구 결과에 따르면 콜라겐을 섭취한 실험군의 피부 주름이 완화되는 결과를 확인할 수 있다.

Q6. 얼굴의 부위별 주름에 효과 있는 건강기능식품이 다를 수 있을까요?

🅐 얼굴의 부위별로 주름의 원인과 피부의 상태가 다를 수 있기 때문에 이론적으로 특정 부위에 더 효과적인 건강기능식품이 있을 수 있다. 그러나 대부분의 건강기능식품은 전체적인 피부 건강을 개선하는 데 중점을 두고 있어, 꾸준한 섭취가 필요하다. 예를 들어 콜

라겐과 같은 성분은 피부의 탄력을 전반적으로 높여 주므로 이마나 눈가 주름과 같은 넓은 부위에 효과적일 수 있다. 반면에 히알루론산이나 비타민C는 피부의 수분 유지와 주름 예방에 도움을 주어 눈밑, 입가와 같은 얇고 민감한 부위에 더 도움이 될 수 있다. 피부는 서로 연결된 하나의 신체 장기이기 때문에, 한 부위에서 개선된 효과가 얼굴 전체에 긍정적인 영향을 미칠 가능성이 크다. 따라서 얼굴 전체의 피부 건강을 위해 종합적인 접근이 필요하다.

Q7. 주름에도 종류가 있을까요? 한번 생긴 주름이 완전히 사라질 수 있을까요?

A 주름은 발생 원인과 피부 상태에 따라 종류가 다를 수 있다. 몇 가지 종류로 보면 동적 주름은 표정에 따라 생기는 주름으로 이마, 눈가, 입가 등에 생기는 주름이며, 얇고 가늘게 나타나는 것이 특징이다. 반대로 정적 주름은 피부의 노화와 조직의 감소로 인해 발생하는 주름으로 깊은 주름을 말한다. 한번 생긴 주름을 완전히 사라지게 하는 것은 어려울 수 있지만, 콜라겐, 히알루론산 등 건강기능식품을 꾸준히 섭취하거나 스킨케어, 평소 생활 습관의 변화를 통해 주름을 효과적으로 개선하고 완화할 수 있다.

참고 문헌

1. 닭발구이 영양성분, 식품영양성분 데이터베이스. (https://various.foodsafetykorea.go.kr/nutrient/)
2. 돼지 껍데기 구이 영양성분, 식품영양성분 데이터베이스. (https://various.foodsafetykorea.go.kr/nutrient/)
3. 피부 건강이란?, 식품안전나라. (https://www.foodsafetykorea.go.kr)
4. 피부 노화, 식품안전나라. (https://www.foodsafetykorea.go.kr)
5. 건강기능식품 원료별 정보, 식품안전나라. (https://www.foodsafetykorea.go.kr)
6. Danita Kelley 외 4인, 생활속의 영양학 제2판, 라이프사이언스, 2010.
7. 현영희 외 3인, 식품재료학, 형설출판사, 2007.
8. 1일 영양성분 기준치 식품분야, 공전 온라인 서비스, 식품의약품안전처. (https://various.foodsafetykorea.go.kr/)
9. 신소연 외 9명. 오메가3 지방산에 의한 COX-2/MMPs/VEGF 억제에 따른 대장암세포의 종양 형성 및 침윤 억제, Journal of Life Science, 2017.
10. 알코올 간질환, 국가건강정보포털 질병관리청. (https://health.kdca.go.kr/healthinfo)
11. 니코틴 중독(nicotine dependency), 서울대학교 병원 N의학정보. (http://www.snuh.org/health/nMedInfo/nList.do)
12. 담배와건강 인하대학교 대학건강센터. (https://health.inha.ac.kr/health/10773/subview.do)
13. 흡연, 국가건강정보포털 질병관리청. (https://health.kdca.go.kr/healthinfo/)
14. 흡연이 건강에 미치는 영향, CDC. (https://www.cdc.gov/tobacco/)
15. 카드뉴스 상세보기_ 피부 노화의 원인 흡연! 그래도 피우시겠습니까?, 질병관리청 국가건강정보포털. (https://health.kdca.go.kr/healthinfo/)
16. 이예림 외 1인, 담배연기물질이 인간 폐 섬유아세포의 사멸에 미치는 영향, 현장과학교육, 2014.
17. 김은주 외 2인, 초음파 관리와 비타민 C 제재가 피부주름 개선에 미치는 효과, 대한피부미용학회지, 2005.
18. Jeon YS et al., Influence of collagen intake upon facial-skin wrinkles, Kor J Aesthet Cosmetol, 2009.

19. Glenn JV et al., The role of advanced glycation end products in retinal aging and disease, Biochimica et Biophysica Acta (BBA)-General Subjects, 2009.
20. Song DU et al., Effect of drinking green tea on age-associated accumulation of Maillard-type fluorescence and carbonyl groups in rat aortic and skin collagen, Arch. Biochem. Biophys, 2002.
21. Meng J et al., Glycoxidation in aortic collagen from STZ-induced diabetic rats and its relevance to vascular damage, Atherosclerosis, 1998.
22. Kim HM et al., Glycation-mediated tissue-level remodeling of brain meningeal membrane by aging, Aging Cell, 2023.
23. 식품안전 관심사 20가지 - 16. 카페인, 식품안전나라. (https://www.foodsafetykorea.go.kr/portal/board/boardDetail.do?menu_no=3409&menu_grp=MENU_NEW05&bbs_no=bbs820&ntctxt_no=1064524&start_idx=2&nticmatr_yn=N&bbs_type_cd=03&ans_yn=N&order_type=01&list_img_)
24. 당수민, 자외선 자극에 의한 피부노화 억제 천연물 소재 개발, 한국융합학회논문지, 2021.

3. 자외선

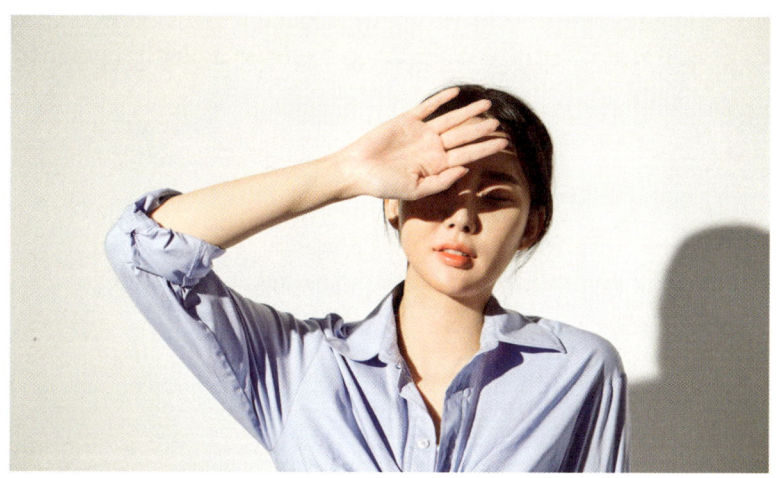

1) 정의

태양광은 크게 가시광선, 적외선, 자외선으로 구분할 수 있다. 가시광선은 사람의 눈으로 볼 수 있는 빛으로 파장에 따라 빨주노초파남보 등 다양한 색으로 구분된다. 적외선은 붉은색 바깥의 빛으로 눈으로 볼 수는 없으나 파장이 길어 피부 표면에 주로 흡수되어 열을 발생시키며 통증 완화 및 근육 이완을 위한 의료용으로 많이 활용된다. 자외선은 자주색 바깥의 빛으로 적외선과 같이 눈에 보이지 않으며 단백질 변성으로 인한 세포손상을 일으켜 살균소독용으로 많이 활용된다.

자외선(UV: Ultraviolet)은 파장에 따라 A, B, C 총 3가지로 나뉜다. UV-A는 315~400 nm의 파장으로 자외선 중 파장이 가장 길며 강도는 가장 약하다. UV-B는 280~315 nm의 파장 범위이다. UV-C는 100~280 nm 파장으로 자외선 중 파장이 가장 짧으며 강도는 가장 강하고, 대부분 오존층에 흡수되어 지표면에 도달하지 않는다.

항목	자외선A (UV-A)	자외선B (UV-B)	자외선C (UV-C)
파장(nm)	315~400	315~400	100~280
에너지	A〈B〈C		
지표 도달량, 피부 침투력	A〉B〉C		

2) 원인

자외선은 피부에 흡수되어 활성산소를 생성하고 이는 세포의 손상과 염증을 유발할 수 있다. 자외선 지수는 자외선의 강도를 나타내는 수치로 피부 손상 가능성을 나타낸 지표이다. 자외선 지수가 높을수록 피부와 눈에 대한 손상 가능성이 커지고, 손상이 발생하는데 걸리는 시간이 줄어든다. 자외선 지수는 '낮음(0~2)-보통(3~5)-높음(6~7)-매우 높음(8~10)-위험(11 이상)' 등 5단계로 분류된다.

자외선 지수는 개인에 따라 차이가 있으므로 햇볕에 민감한 사람은 자외선 지수에 주의해야 한다.

① 낮음(0~2)

햇볕 노출에 대한 보호조치가 필요하지 않은 단계

② 보통(3~5)

햇볕 노출 시 2~3시간 내에도 피부 화상을 입을 수 있는 단계, 선크림 사용 등 조치 필요

③ 높음(6~7)

햇볕 노출 시 1~2시간 내에도 피부 화상을 입을 수 있는 위험한 단계, 선크림 사용과 햇볕이 강할 때는 그늘로 피하는 등의 조치 필요

④ 매우 높음(8~10)

햇볕 노출 시 수십 분 내에도 피부 화상을 입을 수 있는 매우 위험한 단계, 선크림 사용과 햇볕이 강할 때는 그늘로 피하며 한낮에는 외부 활동을 지양하는 등의 조치 필요

⑤ 위험(11 이상)

햇볕 노출 시 몇 분 내에도 피부 화상을 입을 수 있는 가장 위험한 단계, 선크림 사용과 햇볕이 강할 때는 그늘로 피하며 한낮에는 외부 활동을 자제하는 등의 조치 필요

자외선의 A, B, C 중에서 UV-C는 오존층에서 대부분 차단되고,

UV-A와 UV-B가 피부에 영향을 미친다.

  UV-A는 긴 파장으로 주로 피부의 표피와 진피층까지 침투하여 표피층의 멜라닌 생성으로 인한 색소 침착과 진피층의 콜라겐 손상으로 인한 탄력 저하를 일으켜 장기적인 피부 손상에 영향을 미치게 된다. UV-B는 UV-A보다는 짧은 파장으로 주로 피부의 표피층까지 침투하여 비타민D를 생성하나 과도하게 흡수되면 일광화상과 장시간 노출 시 피부암의 위험이 있다. UV-C는 오존층에 의해 차단되어 피부에 큰 영향을 미치지 못하지만 오존층 파괴로 피부에 침투하게 되면 세포 파괴를 일으켜, 여러 부작용과 피부암의 원인이 될 수 있다.

항목	자외선A (UV-A)	자외선B (UV-B)	자외선C (UV-C)
피부 침투	진피층까지	표피층	표피층 (오존층에 대부분 흡수되어 피부에 침투되진 않음)
피부 영향	직접적 색소 침착, 광노화, 주름 등 장기적인 피부 손상	간접적 색소 침착, 일광화상, 비타민D 생성, 장시간 노출 시 피부암 유발	오존층 파괴로 피부 흡수 시 피부암 유발
선크림 참고	PA (+ 개수가 많을수록 차단 효과 높음)	SPF (숫자가 높을수록 차단 효과 높음)	-

- 전 세계 피부암 진단 환자 670만 명, 피부암 관련 사망 12만 명 이상('19년 기준)

- 전 세계 백내장 진단 환자 1,600만 명 중 320만 명(20 %)은 자외선에 의해 발생한 백내장 환자

3) 예방

자외선으로부터 피부와 눈을 보호하기 위해선 선크림 사용과 선글라스 착용이 기본적인 예방책이다. 선크림을 사용할 경우 SPF값을 고려하여 선크림을 선택하는 경우가 많은데 일반적으로 SPF는 Sun Protection 'Factor'로 자외선 차단 지수를 말한다. 자외선 차단 지수는 자외선B(UVB)의 차단 효과를 표시하는 단위로, 이 숫자가 높을수록 차단 기능이 강하다.

이러한 물리적 차단 방법 외에 식품으로 접근했을 때 식품에서도 SPF라는 개념을 적용시킬 수 있다. 여기서 말하고자 하는 SPF는 Sun Protective 'Foods'로 자외선 차단 지수를 높여 주는 식품을 뜻한다. 일부 연구에 따르면 식품과 음료에 들어 있는 특정 화합물 중 카로티노이드, 폴리페놀, 일부 비타민 및 오메가3 지방산 등이 자외선 손상과 일광화상을 퇴치하는 피부의 능력을 향상시키거나 햇빛으로 인한 화상의 회복 과정을 가속화할 수 있다.

> ※ 알고 가면 좋은 정보 **선크림**

선크림을 선택할 때 사람들은 SPF, PA, 유기자차, 무기자차 등 다양한 요소를 고려하여 제품을 선택하게 된다. 본인에게 적합한 선크림을 선택하기 위해선 각 요소들의 특징과 선택 기준을 알아 두면 좋다.

먼저 SPF는 자외선B(UVB) 차단 능력을 나타낸다. SPF 수치는 선크림이 햇볕으로부터 보호해 줄 수 있는 시간을 상대적으로 나타내는데, 일상생활에서는 SPF 30 정도가 적합하고, 강한 햇빛 아래에서 오랜 시간 야외 활동을 할 경우 국내 표기법으로 차단율이 가장 높은 SPF 50+ 제품을 사용하는 것이 좋다. SPF 50+는 50 이상의 자외선 차단 능력을 의미한다.

다음으로 PA 등급은 자외선A(UVA)에 대한 차단력을 나타낸다. PA 뒤에 붙는 '+'의 개수가 많을수록 강력한 UVA 차단 효과가 있다. 일상적인 외출은 PA++ 또는 PA+++ 정도가 적합하고, 장시간 야외 활동을 할 경우는 PA++++ 제품이 적합하다. PA++++는 가장 높은 UVA 차단 효과를 제공하는 제품으로, 피부 보호에 효과적이다.

항목	SPF	PA
차단 자외선	자외선B(UVB)	자외선A(UVA)
일상생활	SPF 30	PA++ or PA+++
야외 활동	SPF 50+	PA++++

마지막으로 무기자차와 유기자차의 '자차'는 자외선 차단제의 줄임말로, 무기는 무기화합물을 뜻하고, 유기는 유기화합물을 뜻한다.

무기자차는 물리적으로 자외선을 차단하는 원리로 자외선을 피부 표면에서 반사하거나 산란시켜서 차단한다. 바르는 즉시 자외선 차단 효과가 나타나고, 피부 자극이 적어 민감성 피부나 여드름성 피부에 적합하다. 하지만 흰색 잔여물이 남을 수 있어 피부에 발랐을 때 눈에 띌 수 있고, 무겁게 발리거나 끈적일 수 있는 단점이 있다.

유기자차는 자외선을 흡수하여 화학 반응을 통해 열로 변환하여 방출한다. 유기자차 선크림은 피부에 자연스럽게 발리며, 흰색 잔여물이 남지 않고 얇고 가볍게 발려 메이크업과도 잘 어우러진다. 하지만 최적의 자외선 차단 효과가 나타나기까지는 15~30분이 소요될 수 있고, 민감한 피부에 자극을 줄 수 있는 화학 성분이 포함될 수 있다.

항목	무기자차	유기자차
차단 원리	물리적 차단(반사)	화학적 차단(방출)
차단 효력 발생	즉시	도포 후 15~30분
피부 자극	적음	화학 성분 주의
발림성	되직함	부드러움
백탁현상	있음	없음
추천	- 민감한 피부(민감성, 여드름성 등) - 즉각적인 자외선 차단이 필요한 상황	- 건성 피부 - 메이크업 전

4) 좋은 식품

(1) 건강식품

① 락토바실러스 플란타룸(Lactobacillus plantarum) HY7714 [100억 CFU/일]

프로바이오틱스 HY7714는 국내 식약처(식품의약품안전처)로 '피부 보습에 도움을 줄 수 있음'을 인정받은 개별 인정형 프로바이오틱스 원료다. HY7714는 피부 보습과 탄력 유지, 주름 감소에 도움이 될 수 있어 피부 유산균으로 알려져 있으며 '자외선에 의한 피부 손상으로부터 피부 건강 유지에 도움을 줄 수 있음' 또한 인정받았다. 섭취 방법으로는 HY7714가 포함된 캡슐이나 가루 형태의 프로바이오틱스 보충제로 섭취할 수 있고 충분한 양의 물과 함께 섭취하는 것을 권장한다.

② 카로티노이드(Carotenoid)

베타카로틴과 라이코펜 같은 카로티노이드는 자외선에 의해 생성되는 활성 산소종을 제거하여 피부를 보호한다. 관련 논문에서 12주간 베타카로틴을 투여했을 때, 태양광 시뮬레이터로 유도된 홍반이 8주 후부터 감소했고, 토마토 페이스트(라이코펜 함유)를 10주 동안 섭취한 그룹에서 홍반 형성이 유의미하게 감소했다고 한다. 카로티노이드가 자외선에 의한 홍반 형성을 줄이는 효과가 확인되었으나, 최소 10주 이상의 투여가 필요하다고 밝혔다.

- 라이코펜(Lycopene) [약 2~20 mg/일]

라이코펜은 정해진 권장량은 없으나 국제 분자과학 저널(International Journal of Molecular Sciences)에 따르면 하루 2~20 mg의 라이코펜 섭취가 심혈관 질환 예방과 관련이 있는 것으로 나타났다. 라이코펜은 강력한 항산화 작용을 하며 이러한 작용은 자외선으로 인한 피부 손상을 예방하고 염증을 줄이는 데 도움을 줄 수 있다. 해당 성분이 풍부한 식품으로는 토마토, 수박, 핑크자몽 등이 있다.

- 베타카로틴(β-Carotene) [0.42~7 mg/일]

식품의약품안전처(식약처)는 베타카로틴의 일일섭취량으로 0.42~7 mg을 권장하고 있다. 베타카로틴은 체내에서 비타민A로 전환되어 피부 세포를 보호하고 면역 기능을 강화한다. 베타카로틴이 풍부한 식품으로는 당근, 고구마, 호박, 시금치, 케일 등이 있다. 다만 베타카로틴의 경우 지용성 성분으로 과다 섭취 시 부정적인 영향을 줄 수 있다. 일반적으로 피부가 황색-주황색으로 변하는 모습을 보일 수 있는데 이는 섭취를 중단하면 바로 해결되는 문제이다. 다만 5~8년 동안 베타카로틴을 매일 20 mg 이상 섭취한 남성 흡연자의 폐암 및 사망률이 증가했다는 연구 결과도 있어 베타카로틴은 과다 섭취하지 않도록 주의해야 한다.

③ 폴리페놀(Polyphenol) [약 500~1,000 mg/일]

폴리페놀은 정해진 권장량이 없으나 일반적으로 하루 500~1,000 mg의 섭취가 이점을 제공할 수 있다고 알려져 있다. 폴리페놀은 강력한 항산화 작용을 통해 피부를 자외선으로부터 보호하고 노화를 방지한다. 폴리페놀이 풍부한 식품으로는 녹차, 다크초콜릿, 베리류(블루베리, 딸기, 라즈베리), 포도 등이 있다.

④ 비타민

- 비타민C(Vitamin C) [30~1,000 mg/일]

비타민C의 일일섭취량은 30~1,000 mg으로 권장되고 있고, 최대 안전 섭취량은 2,000 mg이다. 비타민C는 콜라겐 생성에 필수적이며, 강력한 항산화 작용으로 자외선으로 인한 손상을 줄일 수 있다. 비타민C가 풍부한 식품으로는 감귤류 과일(오렌지, 레몬, 자몽), 키위, 딸기, 브로콜리, 파프리카 등이 있다.

- 비타민E(Vitamin E) [3.3~400 mg/일]

비타민E의 일일섭취량은 3.3~400 mg으로 권장되고 있다. 비타민E는 과잉 섭취했을 경우 위장 장애, 근육 약화, 만성 피로 등의 증상이 나타날 수 있기 때문에 미국의학협회 식품영양위원회에서는 비타민E의 상한 섭취량을 1,000 mg으로 정하고 있다. 과잉 섭취 시 부작용을 초래할 수도 있지만 비타민E는 항산화 작용을 통해 피부 세포를 보호하고 손상을 줄인다. 비타민E가 풍부한 식품으로는 견과류(아몬드, 해바라기씨), 시금치, 아보카도 등이 있다.

⑤ 오메가3(Omega-3) [500~2,000 mg/일]

오메가3의 권장섭취량은 하루 500~2,000 mg으로 권장하고 있으며, 이는 오메가3인 EPA와 DHA의 결합된 권장섭취량이고 EPA와 DHA의 각 권장량은 250 mg~500 mg으로 알려져 있다. 불포화지방산인 오메가3는 항염 작용이 뛰어나 피부 염증을 줄이고, 피부 장벽을 강화하는 데 도움을 준다. 오메가3가 풍부한 식품으로는 연어, 고등어, 아마씨, 치아씨 등이 있다.

(2) 일상생활 속 식품

① 토마토 [3.5알/일]

라이코펜은 붉은색의 과일과 채소에 많으며, 대표적으로 토마토, 수박, 자두, 자몽과 딸기에 많다. 일반적으로 신선한 토마토의 경우 100 g당 5.6 mg의 라이코펜을 함유하고 있다고 알려져 있다. 토마토 1개의 무게는 150~200 g 정도로 토마토 약 0.5~3.5개를 섭취하면 좋다.

② 당근 [0.1~1개/일]

베타카로틴은 주로 주황색과 녹색 채소 및 과일에 풍부하게 포함되어 있으며, 항산화 작용, 피부 염증 완화, 피부 톤 개선 및 자외선 보호에 도움이 된다. 생당근 100 g 기준 베타카로틴은 약 5.5 mg이 함유되어 있다고 한다. 일반적으로 당근 1개의 무게는 150~200 g 정도이며, 일일섭취량을 충족하려면 약 0.1~1개를 섭취하면 된다.

③ **녹차 [2잔/일]**

　폴리페놀은 강한 항산화 작용을 한다. 폴리페놀은 베리류와 차류, 다크초콜릿, 레드와인과 콩류에 많이 포함되어 있다. 매일 한두 잔의 녹차를 마시면 충분한 폴리페놀을 섭취할 수 있다고 한다.

④ **과일 [1개/일]**

　중간 크기 오렌지 한 개(약 131 g)는 약 70 mg의 비타민C를 포함하고, 키위 한 개(약 75 g)에는 약 71 mg의 비타민C가 있다. 비타민C를 일일 최대 권장량만큼 충분히 섭취하기 위해선 단일 식품으로는 쉽지 않으며, 이러한 식품 몇 가지를 조합하여 섭취하면 좋다.

⑤ **아몬드, 해바라기씨 [한 줌/일]**

　28 g(한 줌)의 아몬드에는 약 7.3 mg의 비타민E가 들어 있고, 해바라기씨 한 줌에는 약 7.4 mg의 비타민E가 함유되어 있다. 비타민E 또한 식품 몇 가지를 조합하여 섭취하면 좋다.

⑥ **생선 [2~3회/주]**

　오메가3는 연어 100 g에 약 2,260 mg, 고등어 100 g에 약 5,134 mg이 들어 있다고 알려져 있다. 그렇기 때문에 연어와 고등어 같은 경우 매일 섭취해야 할 필요는 없고 주 2~3회 정도 섭취해주면 충분하다.

5) 조리법

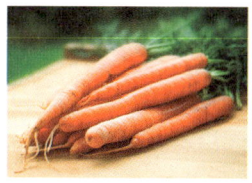 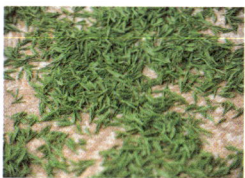 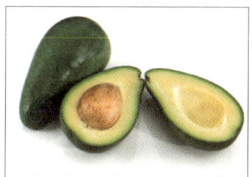

① 당근(베타카로틴)

　당근 속에는 비타민, 무기질 등 다양한 영양 성분이 존재하는데 그중 베타카로틴은 피부 보호에 큰 도움을 준다. 베타카로틴은 지용성 영양 성분으로서 기름에 볶거나 열을 가했을 때 흡수율과 보존성이 올라가는데, 당근을 생으로 섭취했을 때보다 기름이나 찜과 같이 열을 가했을 때 체내 흡수율이 증가했고, 베타카로틴의 잔존율 또한 75 % 이상을 보인다는 연구 결과도 있다. 다만 전자레인지로 열을 가했을 경우 일부 영양소가 파괴된다는 결과가 있어 전자레인지를 사용한 가열은 피해야 한다.

② 녹차 및 베리류(폴리페놀)

　녹차와 우롱차, 베리류와 같은 식품에는 항산화 성분인 '폴리페놀'이 다량으로 함유되어 있다. 폴리페놀은 체내에서 항산화 물질로 작용하여 피부와 세포에도 큰 도움을 주는데, 차류와 베리뿐만 아니라 대부분의 과채류에도 함유되어 있다. 이런 폴리페놀은 가열 처리를 한 것이 가열하지 않았을 때보다 폴리페놀을 많이 생성하고 흡수율이 높아지는데, 실제로 마늘이나 양파와 같은 식품에 열을 더 가했을 때 함량이 증가했다는 연구 결과도 있다. 그렇기에 끓이거나 삶기, 차류의 경우 뜨거운 물에 우려먹는 것이 폴리페놀의 흡수율을 높이는 데 도움을 줄 수 있다.

③ 견과류 및 아보카도(비타민E)

아몬드와 같은 견과류와 아보카도는 비타민E가 다량 존재하는데, 비타민E는 열에 안정적인 구조를 띠고 변형이 적어 열을 가한 조리를 하여도 손실이 적다. 다만 체내 흡수율이 30~50 %밖에 되지 않고 과도한 섭취는 오히려 흡수율을 감소시킬 우려가 있어 다량 섭취는 지양하고, 일반 식사에서 간식이나 샐러드로 견과류 등을 추가로 섭취하여 양을 늘리는 것이 좋다. 또한 비타민E는 지용성 비타민으로 지질에 안정적인 구조를 띠기에 해바라기유, 아보카도유 등으로 조리, 섭취하여 섭취량을 늘리는 것도 좋다.

현직자와 함께하는 Q&A

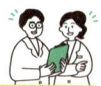

> **Q1.** 자외선에 피부 노출을 많이 한 날이면 오이 팩이나 감자 팩을 하기도 하는데 먹었을 때도 같은 효과를 볼 수 있나요?

A 자외선에 피부가 많이 노출된 직후에는 오이 팩이나 감자 팩을 사용하는 것이 즉각적인 진정과 수분 공급에 효과적이다. 그러나 장기적으로는 오이와 감자를 식품으로 꾸준히 섭취하여 전신적인 피부 건강을 유지하는 것이 더 효과적이다. 오이와 감자는 수분함량이 높고 항산화 성분을 함유하고 있어 피부의 수분 공급과 염증 완화에 도움을 줄 수 있다. 따라서 두 방법을 병행하는 것이 가장 좋은 접근 방법이다.

> **Q2.** 자외선이 비타민D를 합성한다고 하는데 건강에 좋은 것이 아닌가요?

A 자외선(UV)은 비타민D의 합성에 중요한 역할을 한다. 그러나 자외선이 비타민D 합성을 촉진하는 것과 피부 건강의 문제는 구분해야 한다. 일반적으로 10~30분 정도의 자외선 노출이 비타민D 합성에 충분하고, 선크림을 사용하여 피부를 보호하면서 비타민D 합성의 균형을 맞추는 것도 중요하다.

비타민D의 합성을 위해서는 적당한 양의 자외선 노출이 필요하지만, 과도한 노출은 피부에 손상을 줄 수 있다. 피부 건강을 위해서는 적절한 자외선 노출과 자외선 차단의 균형을 유지하는 것이 중요하다.

Q3. TV나 컴퓨터, 스마트폰을 많이 보면 블루라이트에 의해 피부가 노화된다고 해서 블루라이트 차단 화장품 제품이 출시되고 있던데, 먹어서 도움 되는 식품이 있을까요?

🅐 블루라이트는 가시광선 스펙트럼 중 일부분으로 파장 약 380~500 nm 사이에 위치하는 가장 짧고 에너지가 높은 빛이다. 블루라이트는 태양광에서도 방출되며, 인공조명, 디지털 디스플레이 등에서도 발생한다.

자외선만큼 피부 노화의 주범으로 많이 알려져 있지는 않지만 매일 반복적으로 노출되어 피부에 산화 스트레스를 유발할수 있고, 멜라토닌을 억제한다고 알려져 있어 수면의 질을 떨어트려 결국 피부 재생을 저하시킨다.

따라서 이를 예방하기 위해서 비타민과 폴리페놀 등 항산화 성분이 풍부하게 함유된 식품을 섭취하고, 수면에 도움이 된다고 알려진 바나나, 우유, 타트체리 등 식품이 도움이 될 수 있다.

Q4. 선크림 외에 자외선으로부터 피부를 보호하기 위한 추가적인 방법은 무엇이 있나요?

🅐 자외선이 강한 시간에는 야외 활동을 자제하는 것이 바람직하다. 모자나 자외선 차단 기능이 있는 의류를 착용하여 직접적인 자외선 노출을 줄일 수 있다. 충분한 수분을 섭취하고, 피부 보습을 유지하여 피부 장벽을 강화하는 것도 중요하다.

Q5. 자외선에 오랜 노출로 인해 피부가 빨갛고 피부가 벗겨지는데 억지로 벗겨도 될까요?

A 자외선 노출 후 피부가 빨개지고 벗겨지는 현상을 일광화상이라고 한다. 자연스럽게 벗겨지는 피부는 억지로 제거하면 안 된다. 이는 손상된 피부 아래에 새로운 피부가 생겨나, 손상된 피부의 각질층을 밀어 내는 과정으로 새로운 피부가 자리를 잡을 때까지 기다려야 한다.

이때 각질이 보기 싫어서 억지로 벗겨 내면 자리를 잡고 있는 새로운 피부막도 허물어지며, 2차 감염이 일어날 수 있다. 피부가 벗겨지더라도 보습제를 지속적으로 바르며 피부에 수분을 공급할 수 있는 물과 앞서 설명한 음식들을 섭취하는 것이 바람직하다.

Q6. 자외선에 노출된 후 어떤 사람은 피부가 빨갛고 피부가 벗겨지는 반면 어떤 사람은 흑화가 되는데, 왜 사람마다 다른가요?

A 앞서 설명한 피부 MBTI에 따라 자외선을 받아들이는 피부가 다른 것이다. 피부 유형 중 Non-pigmented로 분류되면 일광화상을 쉽게 입고 피부가 벗겨지면서 금방 원래 색으로 돌아간다. 하지만 Pigmented로 분류된 피부 유형을 가지고 있으면 화상을 덜 입는 대신 쉽게 흑화가 된다.

Q7. 햇빛 알레르기가 있는 것 같아요. 어떻게 알 수 있을까요?

🅐 햇빛 알레르기는 광과민성 피부염이라고 한다. 이는 피부가 자외선에 노출된 후 몇 분 이내에 열감, 따가움, 두드러기, 발진 및 가려움증 등의 증상으로 나타난다. 주로 여름철에 많이 발생되며 팔, 손등, 얼굴, 목 등 햇빛에 노출되기 쉬운 부위에 나타난다. 다만 단순히 자외선에 의한 증상이 아닌 피부 면역 및 피부 장벽의 약화로 일어난다고 볼 수 있다. (제7장 「피부 면역」에서 원인과 예방 참고)

참고 문헌

1. Stahl W et al., Carotenoids and Protection against Solar UV Radiation, Skin Pharmacol Appl Skin Physiol, 2002;15:291-296.
2. Chen P et al., Lycopene and Risk of Prostate Cancer: A Systematic Review and Meta-Analysis, Medicine(Baltimore), 2015.
3. Virtamo J et al., Effects of α-tocopherol and β-carotene supplementation on cancer incidence and mortality: 18-year postintervention follow-up of the Alpha-tocopherol, Beta-carotene Cancer Prevention Study, International Journal of Cancer, 2014.
4. 자외선, 두산백과. (https://terms.naver.com/entry.naver?docId=1137712&cid=40942&categoryId=32238)
5. 건강뉴스, 서울대학교 의과대학 국민건강지식센터. (https://hqcenter.snu.ac.kr/archives/2821)
6. 자외선, 질병관리청 건강정보. (https://www.kdca.go.kr/contents.es?mid=a20205110104)
7. 자외선 차단지수, 네이버지식백과, 시사상식사전. (https://terms.naver.com/entry.naver?docId=71609&cid=43667&categoryId=43667)
8. What Is Lycopene and Which Foods Have It?, HealthCentral.com(Lycopene Foods: The Full List of Nutrient-Rich Choices(healthcentral.com).
9. 식품공전, 식품의약품안전처 고시 제2024-16호(2024. 03. 20. 개정). (foodsafetykorea.go.kr)
10. 식약처 식품영양성분 데이터베이스. (foodsafetykorea.go.kr)
11. 비타민 E, 네이버 지식백과. (https://terms.naver.com/entry.naver?docId=777212&cid=42776&categoryId=42783)
12. 오메가3, 네이버 지식백과. (https://terms.naver.com/entry.naver?docId=3574033&cid=58949&categoryId=58983)
13. Lee KP et al., Exopolysaccharide from Lactobacillus plantarum HY7714 Protects against Skin Aging through Skin-Gut Axis Communication, Molecules, 2021.
14. USDA FoodData Central. (https://fdc.nal.usda.gov/)

15. 김경영 외 7명, 한권으로 끝내는 화장품학, 매디시언, 2020:192-193.
16. 김현영 외 3명, Changes in β-Carotene, Vitamin E, and Folate Compositions and Retention Rates of Pepper and Paprika by Color and Cooking Method, 한국식품영양과학회지, 2017.
17. 황금희 외 2명, True Retention and β-Carotene Contents in 22 Blanched Vegetables, 한국식품영양과학회지, 2016;45(7):990-995.
18. 정헌상 외 5명, 식품의 항산화 활성을 강화시키기 위한 열처리 방법, 한국특허 KR100884106B1, 2009.
19. 비타민 E, 식품과 건강, MDS KOREA. (http://mdskorea.co.kr/new/customer/customer.php?mode=&oper=view&num=226&page=6&key=&keyword=&H=1)
20. Larry E. Johnson, MD, PhD, University of Arkansas for Medical Science. (https://www.msdmanuals.com/ko-kr/home/%EC%98%81%EC%96%91-%EC%9E%A5%EC%95%A0/%EB%B9%84%ED%83%80%EB%AF%BC/%EB%B9%84%ED%83%80%EB%AF%BC-e-%EA%B2%B0%ED%95%8D)
21. Sun Protection Factor(SPF), FDA. (https://www.fda.gov/about-fda/center-drug-evaluation-and-research-cder/sun-protection-factor-spf)

4. 보습

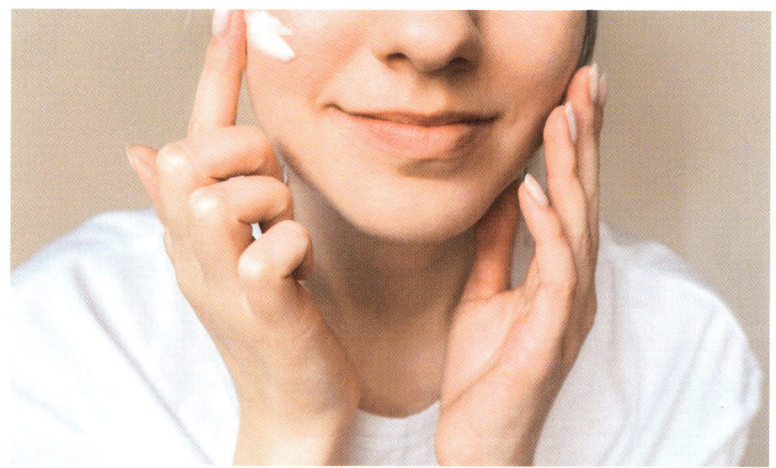

1) 정의

건조한 피부는 노화를 가속화하며 거칠고 붉어지는 등 심할 경우 가려움증까지 유발해 일상생활에 불편함을 느끼게 한다. 따라서 건강한 피부를 유지하기 위해서는 각질층 성분의 천연보습인자(NMF: Natural Moisturizing Factor)가 가진 수분 보유 능력 그리고 지질층의 수분 증발 억제 능력을 보강해 주어야 한다.

피부 10대 천연보습인자는 아미노산, 히알루론산, 세라마이드, 콜레스테롤, 글리세린, 스쿠알란, 피토스핑고신, 글리세라이드, 레시틴, 폴리사카라이드가 있으며 이 외에도 다양한 아미노산 형태로 각질층에 존재하고 있다.

적당량의 유분은 피부의 수분 증발을 막는 중요한 역할을 한다. 그래서 지나친 유분은 제거해도 되지만, 완전히 닦아 낼 필요는 없다. 피부 표피의 지질층도 수분 손실을 막아 주는 역할을 하며, 이 지질층의 주성분은 세라마이드(Ceramide)이다. 세라마이드의 화학구조식을 보면, 친수성과 친유성 구조를 모두 가지고 있어 피부의 수분 증발을 방지하는 데 도움을 준다.

"하루에 싱싱한 채소와 과일을 다섯 접시만 먹으면, 피부 노화 방지를 위해 아무것도 더 할 필요가 없다."라고 주장하는 어느 피부 과학자의 의견은 피부 세포 활성화에는 화장품에만 의존하지 말고 올바른 영양을 섭취하는 것이 무엇보다 중요하다는 의미를 담고 있다.

올바른 식생활로 피부 세포의 건강을 지키고, 세포분열을 왕성하게 유지하는 것이 젊은 피부를 유지하고 노화를 느리게 하는 방법이기도 하다.

2) 원인

유수분 밸런스가 무너져 건조한 피부는 다양한 문제를 일으킬 수 있다. 일반적으로 피부의 수분함량이 10 % 이하거나, 임상적으로 피부가 거칠고 홍반이나 균열 등이 나타나는 상태를 피부 건조증이라고 한다.

피부 건조증은 낮은 습도와 건조한 대기, 찬 바람으로 인한 피부 자극 외에도 호르몬 불균형, 부적절한 생활 습관, 영양 불균형, 나이 듦에 따른 자연적인 변화 등 다양한 요인에 의해 발생할 수 있다. 특히, 피부 장벽이 손상되면 외부 자극으로부터 피부를 보호하는 기능이 약해지며, 이는 피부 건조증을 더욱 악화시킬 수 있다. 이런 상황에서는 피부의 천연보습인자와 세라마이드 같은 지질 성분의 감소가 주요한 원인으로 작용한다.

건조한 피부는 피부를 붉게 만들고, 각질이 일어나 표면이 거칠어지며, 각질층의 수분이 소실되기 쉽다. 각질층은 피부의 가장 바깥쪽 층으로, 수분을 유지하고 외부 유해 물질로부터 보호하는 중요한 역할을 한다. 각질층이 손상되면 피부가 더욱 민감해지고, 염증 반응이 유발될 수 있다. 또한 피지선의 활동이 저하되면 피지가 충분히 생성되지 않아 유수분 밸런스가 깨지며 이로 인해 피부가 더욱 건조해진다.

3) 예방

피부 건강을 위해서는 피부를 일차원적으로 잘 관리하는 것이 제일 중요하다.

첫 번째로, 세안을 하기 전 손을 깨끗이 씻는다. 손에 묻은 오염균이 트러블을 일으킬 수 있기 때문이다. 또한 시간이 길어질수록 피부 지질막이 무너지기에 3분을 넘기지 않도록 한다. 또 지나친 온도 변화는 피부에 자극이 될 수 있으므로 미지근한 물로 헹군다.

두 번째로, 물기가 마르기 전에 보습제를 바른다. 물기가 마르도록 방치하면 지질층이 소실되어 피부가 급격히 건조해질 수 있다. 수분 증발을 막기 위해 마르기 전에 피부 보습제를 바르면 좋다. 또한 적은 양을 여러 번 나눠 발라 흡수력을 높여 주면 더 효과가 있다.

　마지막으로 피부 타입에 맞는 적정한 보습제를 선택한다. 보습제는 크게 세 가지로 나눌 수 있다. 습윤형, 밀폐형, 장벽 기능 회복형이 있다. 글리세린, 히알루론산 같은 습윤형은 수분을 끌어당겨 각질에 수분을 공급한다. 바셀린, 미네랄 오일 등의 밀폐형은 막을 형성해 수분 손실을 막는다. 보통 습윤형과 밀폐형을 섞은 보습제가 나오기도 하니 피부 타입에 맞게 사용하면 좋다. 최근에는 세라마이드가 포함된 장벽 기능 회복 성분도 있다. 다만 아토피성 피부염 등 피부 질환을 지니고 있다면 향료 등 자극적인 성분을 피하면 좋다.

　이 외에도 실내 온습도를 적절하게 유지하면 보습에 도움이 된다. 적정한 실내 온도와 40~60 %의 습도로 유지하는 것이 좋다. 충분한 수분 섭취와 면역 기능 활성화를 위한 영양소가 풍부한 음식을 섭취하는 것도 피부 건강에 도움을 준다.

4) 좋은 식품

(1) 건강식품

　피부의 수분 손실을 방지하고 수분 보유 능력을 높이기 위해, 히알루론산(나트륨), N-아세틸글루코사민, 곤약감자 추출물, 쌀겨 추출물, 지초 추출물 등 여러 성분들이 사용될 수 있다. 이러한 성분들은 피부 건조를 완화하고, 전반적인 피부 상태를 개선하는 데 긍정적인 영향을 줄 수 있다.

① N-아세틸글루코사민(NAG) [1 g/일]

　N-아세틸글루코사민은 히알루론산의 전구물질로 피부의 주요 성분인 히알루론산의 생성을 도와 피부 보습에 기여한다. 또한 각질층을 강화하고 피부 결 개선에 도움을 준다. 이 성분은 갑각류(게, 새우)나 연체류(오징어, 갑오징어)의 껍질과 뼈에서 얻을 수 있으며, 피부 보습 효과를 위해 N-아세틸글루코사민이 1 g 함유된 제품을 섭취하는 것이 좋다.

② 히알루론산 [120~240 mg/일]

　히알루론산은 자신의 무게에 300~1,000배에 해당하는 수분을 함유할 수 있는 다당류의 일종으로 보습 작용이 뛰어나다. 피부 세포 사이에 존재하며, 세포 외액을 유지하고 피부의 수분 증발을 막아 준다. 만약 히알루론산이 부족해지면, 피부 수분량이 줄어들고 세포 신진대사가 둔화될 수 있다. 동물성 식품(닭발, 닭 벼슬, 돼지 껍데기 등)이나 유산균으로부터 얻을 수 있으며, 피부 보습을 위해서는 120~240 mg이 함유된 제품을 섭취하는 것이 좋다.

③ 쌀겨 추출물 [10~34 mg/일]

　쌀의 속껍질인 쌀겨(미강)를 추출한 원료로, 쌀겨의 양질의 단백질과 풍부한 비타민 성분들을 함유하고 있다. 피부 보습 및 수분 유지에 효과적이며 항산화, 피부 진정에 도움을 줄 수 있다. 개별 인정형 원료로서 피부 보습에 도움을 줄 수 있는 제품으로는 쌀겨 추출물 10~34 mg이 함유되어야 한다.

④ 저분자콜라겐펩타이드 [1~3 g/일]

 콜라겐은 피부의 70 %를 구성하고 있으며, 피부 세포 사이의 틈을 빼곡히 채워 히알루론산이 빠져나가지 못하도록 붙잡고 있는 역할을 할 수 있다. 개별 인정형 원료로서 피부 보습에 도움을 줄 수 있고, 하루 1~3 g 정도 섭취해야 한다.

⑤ 오메가7 [1 g/일]

 오메가7 지방산은 불포화지방산으로 단일불포화지방산이라는 점에서 다른 오메가3, 6, 12와 차별점이 있다. 외부 자극(자외선)에 의한 감소된 수분함량과 경피 수분 손실량에 대해 증가된 결과가 있다. 일일섭취량은 팔미톨레산(Palmitoleic acid)를 하루 500 mg 섭취하거나, 오메가7 원료를 하루 1 g 충족하면 된다.

⑥ 판토텐산(비타민B5)

 판토텐산은 피부 보습을 개선하고 경피 수분 손실을 줄여 보습제 역할을 할 수 있는 것으로 알려져 있다. 현재 식약처에서 피부 보습 기능성으로 인정한 원료는 없지만, 일부 발표된 임상 연구에 따르면 30일간 판토텐산 섭취 후 피부 각질층의 수분함량이 증가하였다.

(2) 일상생활 속 식품

① 아보카도 [0.5~1개/일]

 아보카도에는 비타민B, 비타민E, 칼륨, 단백질 등 풍부한 영양소를 지니고 있어 건조한 피부를 윤택하게 하여 피부 관리를 할 때 먹으면 좋다고 알려져 있다. 또한 불포화지방산이 많아 피부 손상을 방지하여 피부 건강을 유지하는 것을 도와주며 보습 작용을 해 주어 피부의 촉촉함을 유지하는 데 효과적이다.

② 연어 [100~150 g/일]

연어에는 오메가3 지방산의 한 종류인 DHA(불포화지방산)이 많이 들어 있다. DHA는 지친 피부 세포를 치료하고, 보습 효과가 좋다고 보고된 바 있다. 또 연어 껍질에는 콜라겐 성분이 들어 있어 피부 미용에도 효과가 있다.

③ 석류 [1~2개/일]

석류에는 천연 에스트로겐 성분이 함유되어 있어 피부 탄력을 유지하는 데 좋으며 주름 예방에도 효과가 있다. 미네랄과 비타민도 들어 있으며 특히 AHA 성분은 피부 각질을 연화시켜 피부를 촉촉하게 해 준다.

5) 조리법

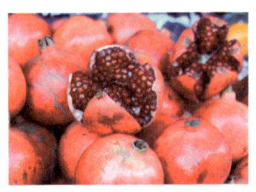 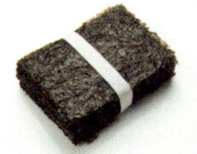 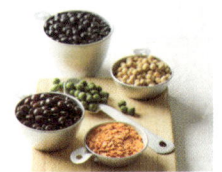

① 석류 - 비타민C, AHA

　석류는 이전부터 피부에 도움을 주는 식품으로 널리 알려져 있다. 석류 내에는 비타민C나 AHA와 같은 피부 개선에 도움을 주는 성분이 다량 함유되어 있는데, 과육뿐만 아니라 과피에도 다량 항산화 성분이 존재하여 과피를 건조시킨 후 섭취하는 방법이 있다. 또한 과육에는 지용성 비타민보다 수용성 비타민이 더 많이 존재하기에 가열 섭취보다는 생으로 섭취해야 체내 흡수율을 높일 수 있다.

② 김, 다시마 - 클로렐라

　김과 다시마 같은 해조류에는 무기질을 포함한 다량의 영양소가 존재하는데 그중 '클로렐라'는 피부 개선에 큰 도움을 줄 수 있다. 클로렐라 내 클로로필은 열에 의한 변성과 빛, 온도 등에 취약하기 때문에 클로렐라를 보다 많이 섭취하기 위해선 가열 조리를 피하고 생으로 섭취하는 것이 좋다. 또한 시중에 판매 중인 클로렐라 분말을 구매하여 밥, 수제비, 국수와 같은 일반 식사에 분말 가루를 추가해서 섭취하는 방법이 있다.

③ 콩 - 이소플라본

　콩은 피부에 도움을 주는 에스트로겐인 이소플라본이 함유되어 있는데, 주로 대두나 검은콩에 다량 함유되어 있다. 이소플라본은 열이나 햇빛 등에 의한 변성은 적으나 3~4시간 이상 장시간 가열하게 될 시 오히려 함량이 감소하기에 장시간 조리는 피하는 것이 좋다. 생으로 섭취하면 단단하기 때문에 볶음이나 끓여 먹는 것이 좋고, 콩을 이용하여 두부로 만들었을 때 다른 가공을 가한 것보다 이소플라본의 함량이 높다. 판매 중인 가공식품 중에선 청국장과 미소에 이소플라본의 함량이 높고, 연두부, 콩나물 순으로 이소플라본 함량이 존재했다.

현직자와 함께하는 Q&A

> **Q1. 피쉬 젤라틴과 피쉬 저분자콜라겐펩타이드과의 차이점은 무엇일까요?**

🅐 피쉬 젤라틴, 피쉬 저분자콜라겐펩타이드 모두 어피(생선의 스킨)가 사용된다.

- 피쉬 젤라틴: 생선의 피부조직을 가공 처리(수세, 산처리, 농축, 건조 등)의 공정을 거친 것이다. (Tri-peptide 아미노산=0 %)
- 피쉬 저분자콜라겐펩타이드: 피쉬 젤라틴에 가공 공정(효소, 분말)을 거친 것이다. (Tri-peptide 아미노산=15 %)

Tri-peptide의 함량이 보장된 콜라겐을 섭취하였을 때, 피부 건강이 개선되었다는 연구 결과들이 있다. 젤라틴보다는 콜라겐을 섭취하는 것이 바람직하며, 일반 콜라겐보다는 Tri-peptide 함량이 보장된, 건강기능식품 콜라겐을 섭취하는 것이 바람직하다.

> **Q2. 피부의 수분과 보습의 차이는 무엇일까요?**

🅐 피부는 적절한 수준의 유분과 수분이 밸런스를 맞추어 나가는 과정들을 매일매일 지속하고 있다.

- 수분: 물과 유사한 상태
- 보습: 오일과 유사한 상태

즉, 수분감이 많은 피부라고 한다면, 촉촉한 피부를 이야기하는 것이며, 유분감이 많다는 것은 피부에 얇은 유분막이 존재하는 상태라고 할 수 있다.

Q3. 화장품이 쉽게 상하지 않는 이유는 무엇일까요?

A 화장품에도 방부제(보존제)가 투입되는데, 장기간 사용하여도 곰팡이 등이 발생하지 않도록 하기 때문에 매우 중요한 원료이다. 식품에서도 이와 같은 이유로 방부제(보존제)가 사용되기도 한다.

화장품에서는 주로 파라벤, 페녹시에탄올, 트리클로산, 벤질알코올, 메칠이소치아졸리논 등의 방부제를 사용한다.

피부가 예민한 경우에는 방부제(미생물 생육 억제 기능)의 약한 독성에 의해 피부 발진 등이 일어날 수 있어서 무방부제 화장품을 사용하는 것을 권장한다.

Q4. 콜라겐, 히알루론산을 먹는 것과 바르는 것 중에 뭐가 더 피부 보습에 효과가 좋을까요?

A 콜라겐 보충제는 소화 과정에서 작은 펩타이드로 분해되어 흡수되며 피부 콜라겐 생성을 촉진해 피부의 탄력과 보습을 개선하는 데 도움을 줄 수 있다.

반면, 바르는 콜라겐의 경우 분자 크기로 인해 피부 깊숙이 흡수되기 어려울 수 있어 표면적인 보습 효과는 있더라도 피부의 깊은 층까지 영향을 미치기 어려울 수 있다.

히알루론산 보충제는 체내에서 수분을 유지하는 데 도움을 줄 수 있지만 피부에 직접적으로 영향을 미치기엔 시간이 걸릴 수 있다. 하지만 바르는 히알루론산의 경우는 작은 분자 구조로 인해 피부에 흡수되기 쉬워 즉각적인 보습 효과를 주는 데 효과적이다.

따라서 콜라겐과 히알루론산은 경구 섭취와 바르는 방법 모두 피부 보습에 도움을 줄 수 있지만 즉각적인 보습 효과를 위해선 히알루론산을 바르는 방법이 효과적이다. 다만, 장기적으로 피부 보습을 개선하기 위해선 콜라겐과 히알루론산을 경구 섭취하면 좋다.

Q5. 커피를 마시면 커피를 마신만큼 물을 마셔야 한다는 말이 있는데 맞는 말인가요?

🅐 커피를 마신 후 동일한 양의 물을 추가로 마셔야 한다는 말은 일부 과장된 부분이 조금 있다. 카페인이 이뇨 작용을 촉진하긴 하지만, 적정량을 섭취할 경우 체내 수분함량에 영향을 미칠 정도로 이뇨 효과가 발생하는 경우는 드물다.

Q6. 체내 수분함량이 피부 보습에 비례적인 영향을 미칠까요?

A 물 섭취는 피부의 전반적인 건강을 유지하는 데 필수적이다. 체내 수분이 충분하지 않을 경우 피부의 수분 장벽이 약화되어 피부가 건조하고 거칠어질 수 있다. 체내 수분 상태는 피부를 외부 환경으로부터 보호하고 수분을 유지하는 데 필요한 능력에 영향을 줄 수 있다.

참고 문헌

1. 피부 기능 정보, 식품안전나라. (https://www.foodsafetykorea.go.kr/main.do)
2. 정갑택, 히알루론산의 기능과 이용, 한국과학기술정보연구원. (https://www.reseat.or.kr/portal/cmmn/file/fileDown.do?menuNo=200019&atchFileId=a4c64f27a-034437f8aa4ee3db7dd138b&fileSn=1&bbsId=)
3. special theme_몸의 보호 방벽 '피부'건강 챙기기, 국민건강보험. (https://www.nhis.or.kr/static/alim/paper/oldpaper/202103/sub/s01_05.html)
4. 피부과적 치료법, 대한피부과학회. (https://www.derma.or.kr/new/general/treatment.php?uid=3326&mod=document)
5. 국가표준식품성분표, 농식품올바로. (https://koreanfood.rda.go.kr)
6. FoodData Central Search Results, (https://fdc.nal.usda.gov/fdc-app.html#/food-details/173689/nutrients)
7. 김애향 외 4인, 콜라겐 트리펩타이드를 고함량으로 함유하는 콜라겐 가수분해물의 피부 보습 효과 한국식품과학회지, 2018;50(4):420-429.
8. Kang YN et al., Effects of Oral Collagen for Skin Anti-Aging: A Systematic Review and Meta-Analysis, Nutrients, 2023;15(9):2080.
9. Killer SC et al., No evidence of dehydration with moderate daily coffee intake: A counterbalanced cross-over study in a free-living population, PLOSOne, 2014;9(1):e84154.
10. Liska et al., Narrative Review of Hydration and Selected Health Outcomes in the General Population, Nutrients, 2019;11(1):70.
11. Carmago JR et al., Skin moisturizing effects of panthenol-based formulations, Journal of Cosmetic Science, 2011;62(4):361.
12. Magdassi S et al., Novel cosmetic delivery systems, Cosmetic science and Technology series, 1999.
13. 노보경, 석류 추출물의 항산화 및 항노화 작용, 국내석사학위논문 중앙대학교 의약식품대학원, 2005.
14. Pomegranate, raw, USDA Food data central. (https://fdc.nal.usda.gov/fdc-app.html#/food-details/2344762/nutrients)

15. Lee DH et al., Antioxidant activities of chlorella extracts and physicochemical characteristics of spray-dried chlorella powders, KoSFoP, 2015;22(4):591-597.
16. 조류식품(Algae food), 박명윤 한국보건영양연구소 이사장, 보건학박사, 2022. (https://koreascience.kr/article/JAKO200240961466270.pdf)
17. 이명희 외 3명, 콩 및 콩 가공식품의 이소플라본 함량(Isoflavone Content in Soybean and its Processed Products), 한국식품과학회지, 2002;34(3):365-369.
18. 김지영 외 6명, 가공방법에 따른 콩의 Isoflavone 조성 변화, 한국식품영양과학회지, 2021;50(4):403-409.
19. 최연배 외 1명, 대두 가공 식품 중의 이소플라본 함량, 한국식품과학회지, 1998;30(4):745-750.

5. 진정/여드름

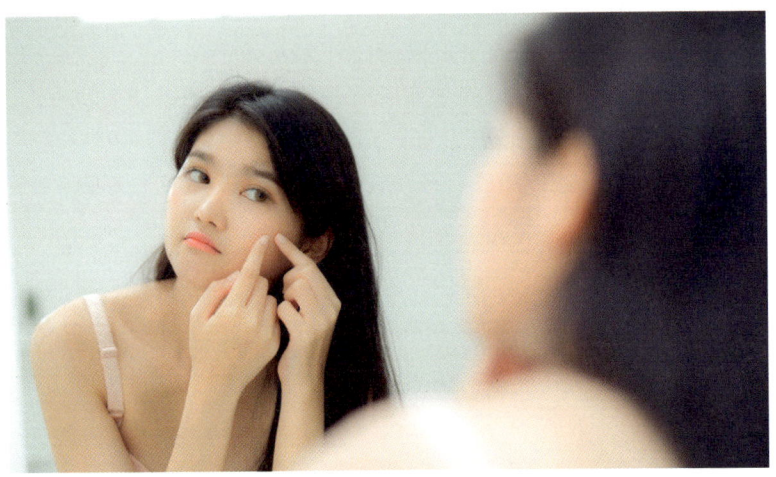

1) 정의

사전적 정의로 여드름은 주로 사춘기에, 얼굴에 도톨도톨하게 나는 검붉고 작은 종기이다. 주로 얼굴에 많이 발생하나 목, 가슴, 등, 어깨 부위에도 흔히 발생한다. 여드름은 모낭에 붙어 있는 피지선의 만성질환으로, 각질과 피지가 모공을 막아 발생하는 비염증성 혹은 염증성 질환이다. 12~25세 인구의 약 85 %가 여드름을 겪는다는 보고가 있을 정도로 사춘기에 많이 발생하나 최근에는 성인 여드름도 점차 증가하고 있다. 여드름이 심해지면 피부가 도톨도톨, 울긋

불긋하게 돼서 미용적으로 좋지 않으며 치료하지 않으면 영구적인 흉터를 남길 수도 있다.

여드름 유형 및 증상

초기단계: 과도한 피지 분비 → 모공 막힘
첫 번째 단계: 화이트헤드, 블랙헤드
두 번째 단계: 구진(여드름균), 농포(고름)
세 번째 단계: 여드름 흉터(패인흉터)

① **면포성 여드름**
  - 폐쇄성 면포(화이트헤드): 피지가 하얗게 뭉쳐 동그랗게 올라온 좁쌀 모양의 여드름
  - 개방성 면포(블랙헤드): 피지가 산화되어 검게 변한 여드름

② **구진성 여드름**
  - 구진(뾰루지): 모공 속 세균이 피지를 먹고 자라면서 염증 발생, 통증을 동반한 붉은 여드름

③ 화농성 여드름
- 농포(고름): 하얀색 혹은 노란색 고름으로 차 있는 형태의 여드름
- 결절(혹): 피부 깊숙이 발생하여 통증을 동반하는 단단한 혹 형태의 여드름
- 낭포: 다수의 화농성 여드름이 피부 내에서 파괴되고 서로 합쳐져 염증이 깊고 농이 지속적으로 나오며 재발이 잦은 여드름

2) 원인

여드름은 다양한 원인이 복합적으로 작용해 발생한다고 알려져 있다.

① **호르몬의 영향**

사춘기 동안 남성 호르몬 분비가 증가하면서 피지선이 커지고 이에 피지 분비가 증가되면서 여드름이 발생하기도 한다. 여성의 경우 생리와 관련해 호르몬 불균형의 영향을 받아 여드름이 악화될 수 있다.

② **과다한 피지 분비**

피지가 과다하게 분비될 경우 피지가 모공 내벽을 자극해 각질이 빠르게 탈락하고 이로 인해 모공이 막히면서 여드름의 원인이 된다. 또한 피지는 여드름 균의 활동을 증가시키기도 한다.

③ 유전적 요인

여드름은 가족력이 있을 때 발생 가능성이 높다고 알려져 있다. 정확한 유전 양식은 알려지지 않았지만 여드름의 약 80%가 유전적 요인에 의해 발생한다고 한다.

④ 환경적 요인

대기오염, 높은 온도와 습도, 스트레스, 자외선, 흡연 등이 피부에 악영향을 미쳐 여드름 발생 가능성을 높일 수 있다.

⑤ 식습관

기름진 음식이나 당이 높은 음식, 유제품 등의 섭취는 피지 분비를 촉진시킬 수 있다. 그러므로 섭취에도 주의가 필요하다.

3) 예방

피부 여드름 예방을 위한 생활 습관으로는 규칙적인 세안과 오일프리 보습제 사용, 그리고 선크림 사용이 중요하다. 피부를 청결하게 유지하고 자외선으로부터 보호하는 것이 염증을 예방하는 데 도움이 된다. 또한 충분한 수면과 스트레스 관리를 통해 피지 분비와 염증을 조절하는 것이 필수적이다. 여드름 증상이 심각할 경우, 전문의와 상담하여 살리실산 등의 적절한 여드름 치료제를 사용하는 것을 고려할 수 있다.

식습관 측면에서는 피지 분비를 촉진할 수 있는 음식을 줄이는 것이 중요하다. 당분이 높은 케이크나 초콜릿 같은 음식을 줄이고, 음주를 제한하는 것이 좋다. 알코올은 피지 분비를 증가시키고 모세혈관을 확장시켜 염증을 악화시킬 수 있기 때문이다. 반면, 항산화 성분이 풍부한 녹차와 과일은 여드름 예방에 도움을 줄 수 있으며, 오메가3 지방산이 많은 연어나 아보카도 같은 음식도 효과적이다. 또한, 최근 연구에 따르면 프로바이오틱스는 장 건강을 개선하여 체내 염증을 줄여 여드름 예방에 긍정적인 영향을 미칠 수 있다.

4) 좋은 식품

(1) 건강식품

① 오메가3 [500~2,000 mg/일]

혈중 콜레스테롤 수치를 낮추고 혈액 응고를 방지하여 심혈관 질환 예방 및 뇌 기능 향상과 인지 능력 개선에 도움을 주며 염증 감소 효과가 있다. 다만 높은 칼로리 함유로 과다 섭취 시 비만 등의 건강 문제가 발생할 수 있다. 안 귀르틀러(Anne Guertler) 박사의 「여드름 환자의 오메가3 지방산 결핍 — 독일 코호트의 단면 파일럿 연구」에 따르면, 오메가3 FA 수치가 낮은 환자들은 여드름을 유발하는 것으로 알려진 IGF-1 수치가 높았는데, 여드름 환자의 오메가3 결핍을 해결하면 염증이 줄고 피부 건강을 개선할 수 있다는 가능성을 제시했다. 식품으로서 좋은 공급원은 올리브유, 카놀라유, 호두, 연어, 고등어, 참치 등이 있다.

② 비타민E [12 mg/일]

지용성 비타민으로 토코페롤(Tocopherol)이라고도 불리는 비타민E는 높은 항산화 기능을 갖는 영양소로 활성산소를 줄이고 염증 완화, 세포 노화 예방, 심혈관 질환 예방 및 면역력 강화, 피부 건강 증진에 도움이 되며 자외선으로부터 피부를 보호하고 아토피 개선에도 효과를 보인다. 과다 시 혈액 응고 방해, 소화 장애, 혈압 저하 및 근육 기능 저하를 야기한다. 비타민E가 풍부한 음식은 견과류, 식물성 오일, 녹색잎 채소 등이 있다.

③ 비타민C [100 mg/일]

수용성 영양소인 비타민C는 생명 유지를 위한 필수적인 영양소이다. 인간과 몇몇의 포유류는 비타민C가 체내에서 합성이 되지 않기 때문에 반드시 섭취해야만 한다. 피부에서 탄력 섬유의 손상 및 색소 침착을 억제하며 피부 항산화 및 염증 감소, 피부 진정 및 재생을 촉진하는 효과가 있다. 「여드름 환자로부터 분리한 *Propionibacterium acnes*의 아스코르브산 아연과 항생제에 대한 감수성」에 따르면, 비타민C와 아연을 함께 섭취하면, 여드름 균에 대한 항균 효과가 있다고 한다. 자연식품으로는 감귤류, 키위, 브로콜리, 파프리카, 토마토 등이 있다.

④ 비타민A [700 μg RAE/일]

지용성 비타민인 비타민A는 피지 분비를 줄이고, 여드름의 주요 원인 중 하나인 피지선 과형성과 과각화 문제를 해결하는 데 도움을 준다. 경증 또는 중증도가 낮은 여드름의 경우에는 비타민A를 사용할 수 있지만, 중증 여드름의 경우 더 효과적인 이소트레티노인을 복용하는 것이 일반적이다. 다만, 이소트레티노인은 부작용이 많아, 반드시 의사의 엄격한 관리하에서 복용해야 한다. 식품의약품안전처가 고시하는 비타민A 영양 성분 기준치는 하루 700 μg RAE이다. 경구비타민A와 여드름 관리에 관한 연구에 의하면, 여드름 치료를 위한 비타민A 복용량은 30,000 μg RAE가 흔했으며, 7주에서 4개월 동안 치료했다. 과다 복용 시 몸에 축적되어 간 손상, 뼈 통증, 두통 등의 부작용을 동반하니 의료 전문가의 감독하에 복용해야 한다.

(2) 일상생활 속 식품

① 고등어 [100 g/일]

오메가3 지방산이 풍부한 등푸른생선의 대표적인 생선으로 뇌를 활성화하는 DHA(Docosahexaenoic acid)와 동맥경화 및 뇌졸중 예방에 효과적인 EPA(Eicosapentaenoic acid)가 풍부하다. EPA, DHA는 산화하기 쉬우나 고등어에는 불포화지방산의 산화를 방지하는 비타민E 성분이 함유되어 있다.

② 아마씨 [4 g/회, 16 g 미만/일]

ALA(Alpha-linolenic acid)의 함량이 50~60 % 정도로 풍부한 아마씨 오일은 항염 작용 효과가 있어 체내 염증을 줄여 주며 항산화 작용을 통해 세포 손상을 방지하고 노화를 늦추는 데 도움을 준다.

③ 들깨 [10~15 g/일]

오메가3는 물론 비타민A, 비타민C가 풍부하며 알칼리성 식품으로 피부 미용에 도움이 된다.

④ 아몬드 [20~23알/일]

체내 흡수율이 높은 '알파-토코페롤(α-tocopherol)' 형태의 비타민E가 다량 함유되어 있어 피부 손상 회복과 탄력에 도움이 된다.

⑤ 시금치 [400~500 g/일]

데친 시금치 100 g에는 약 2.5 mg의 비타민E가 함유되어 있으며 비타민E는 항산화 작용과 보습 능력이 탁월해 여드름으로 인한 염증을 진정시키는 효과가 있다.

⑥ 올리브유 [20~23 g/일]

엑스트라 버진 올리브유는 단일불포화지방산이 풍부하고 트랜스지방산이 없으며 항산화 물질이 다량 포함되어 피부 건강에 좋다.

⑦ 감자 [2개/일]

많은 수분 함유로 피부를 촉촉하게 유지시켜 건조함을 완화해 주며, 비타민C 함유로 피부 노화 방지 및 피부 탄력 유지에 좋다. 또한 항염 성분 함유로 피부 트러블 및 염증 완화 등 피부 진정에 효과가 있다.

5) 조리법

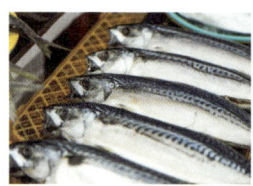 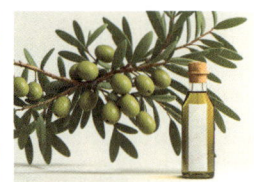 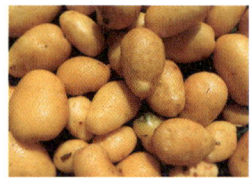

① 고등어

고등어는 단백질과 비타민D 등이 풍부한 생선으로 알려져 있는데 그중 EPA와 DHA 같은 필수 지방산의 함량이 높은 걸로 알려져 있다. EPA와 DHA 같은 지방산은 고온에서 파괴가 쉽게 일어나고 산패가 빠르게 일어나기 때문에 가급적 장시간 가열하는 조리를 피하고, 신선도를 위해 구매 후 빠른 시일 내로 섭취하는 것이 좋다. 또한 생으로 섭취하였을 때보다 가열 섭취를 하였을 때 흡수율이 4~6 % 정도 높아지고, 전자레인지를 이용하여 조리하였을 때 일반 가열 조리를 한 것보다 손실이 적다. 전자레인지를 이용하여 조리하는 것을 추천한다.

② 올리브유

올리브유는 향이 좋고 다양한 영양소를 함유한 기름으로 알려져 있는데, 불포화지방산이 적고 항산화 물질을 다량 포함하고 있다. 그렇기에 가공된 올리브유를 섭취할 때는 생으로 섭취하거나 샐러드, 빵과 같은 식사에 첨가하여 섭취하여도 좋다. 다만 올리브유를 200도 정도 되는 높은 온도에서 장시간 가열하게 되면 산패 및 영양 성분 감소를 유발하기 때문에 가열 조리 시에는 짧게 조리를 하고, 엑스트라 버진과 같은 높은 등급의 올리브유를 사용하는 것이 좋다.

③ 감자

감자는 다양한 무기질과 비타민을 함유해 피부를 보호하는 데 도움을 준다. 국내 품종 중에선 '자영'과 '홍영'이 일반 감자보다 피부 세포를 30 % 이상 보호한다는 연구 결과를 냈고, 일반 감자보다 아삭한 식감을 내기 때문에 주로 샐러드, 냉채, 초절임 등으로 섭취하는 것이 좋다. 먹는 부분도 함량이 많지만 껍질에도 성분이 다량 함유되어 있어 껍질째 섭취하는 것을 권장하고, 섭취뿐만 아니라 껍질째 갈아서 팩으로 이용하는 것도 효과를 볼 수 있다. 다만 감자의 싹이 난 부분이나 녹색으로 변한 부분은 필수적으로 제거를 한 후 사용한다.

현직자와 함께하는 Q&A

Q1. 여드름을 압출하는 것이 피부에 좋을까요?

Ⓐ 미국피부과학회(American Academy of Dermatology, AAD)에 따르면, 여드름을 터트리면 염증이 심해지거나 흉터가 남을 가능성이 높다. 터지는 과정에서 염증이 주변 조직으로 퍼지거나, 손에 있는 세균이 여드름 부위에 감염을 일으킬 수 있기 때문이다. AAD는 여드름을 터트리지 않고 가능한 한 피부과에서 전문적인 치료를 받을 것을 권장하며, 여드름을 터트릴 경우에는 소독과 관리가 필수적이라고 한다.

Q2. 여드름 흉터를 없애는 방법은 무엇인가요?

Ⓐ 「Journal of Cosmetic and Laser Therapy」의 연구에 따르면, 여드름 흉터를 줄이기 위한 효과적인 방법으로는 화학적 필링을 사용하여 표피층을 벗겨 내고, 새로운 피부가 재생되도록 유도하는 것이 있다. 또한, 레이저 치료는 흉터 조직을 제거하고 콜라겐 생성을 촉진하는 효과가 있어 많이 사용된다. 마이크로니들링 또한 피부에 미세한 상처를 내어 흉터 회복을 돕는 방식으로, 임상적으로 효과가 입증된 방법 중 하나이다. 흉터 치료는 개별적인 피부 상태에 맞는 방법을 선택하는 것이 중요하다.

Q3. 여드름 피부를 위한 최적의 스킨케어 루틴은 무엇인가요?

A 피부과 전문의들의 추천에 따르면, 여드름 피부는 순한 세안제를 사용해 하루 두 번 세안하는 것이 기본이다. 세안 후에는 알코올이 없는 토너로 피부를 진정시키고, pH 균형을 맞추는 것이 중요하다. 연구에 따르면, 비타민C나 살리실산이 포함된 세럼은 염증을 줄이고 모공을 청소하는 데 효과적이다. 또한, 선크림을 통해 여드름 자국이 더 진해지지 않도록 보호해야 한다.

Q4. 여드름이 자주 발생하는 사람은 특정 영양소가 부족할 수 있나요?

A 여드름이 자주 발생하는 사람들은 비타민A, 아연, 비타민D, 오메가3 지방산 등이 부족할 수 있다. 비타민A가 부족하면 피부 재생 속도가 느려지고 피지 분비가 증가할 수 있다. 아연은 피지 분비를 조절하는 데 중요한 역할을 하며, 부족하면 염증성 여드름이 심해질 수 있다. 비타민D는 항염 작용을 하여 피부 면역 체계를 강화하며, 부족할 경우 피부 염증이 악화될 수 있다. 또한 오메가3 지방산이 부족하면 염증 반응이 심해져 여드름이 더 쉽게 생길 수 있다.

Q5. 여드름 자국을 완화하는 데 도움이 되는 건강기능식품도 있나요?

A 현재 공식적으로 식약처에서 인정하고 있는 여드름 관련 기능성 원료는 없다. 하지만 이론상으로 여드름 자국을 완화하는 데에는 비타민C가 효과적일 수 있다. 비타민C는 콜라겐 생성을 촉진하여 피

부 재생을 돕고, 항산화 작용으로 염증을 줄이며 색소 침착을 예방한다. 꾸준한 비타민C 섭취는 여드름 자국이 더 빠르게 회복되도록 돕는다.

Q6. 여드름 개선을 위한 건강기능식품은 얼마나 오래 복용해야 효과를 볼 수 있나요?

Ⓐ 피부 세포의 재생 주기가 약 28일 정도이므로 최소 4주에서 12주 정도 꾸준히 섭취해야 눈에 띄는 변화를 느낄 수 있다. 비타민C, 아연, 오메가3 지방산 같은 성분이 이론상으로 여드름 개선에 도움을 줄 수 있으나, 현재 식약처 인정 원료는 없다.

참고 문헌

1. 여드름, 국가건강정보포털, 질병관리청. (https://health.kdca.go.kr/healthinfo/)
2. 문수경 외 3명, Changes in Proximate Composition and Lipid Components in Chub Mackerel Scomber japonicus and Japanese Jack Mackerel Trachurus japonicus with Various Cooking Methods, 2013;46(6), 708-716.
3. 유양자, Comparison of Microwave and Conventional Cooking Methods on the Nutritional Composition of Potatoes-(1) Changes of Proximate Composition, Minerals and Water-soluble Vitamins, 한국영양식량학회지, 1985;14(2):171-176.
4. 이미분, 아마씨 추출물 함유 크림의 피부 보습에 미치는 영향 연구, 국내석사학위논문, 건국대학교 산업대학원, 2016.
5. 김혜경, 비타민, 제대로 알고 먹자-오메가3지방산, 오메가6지방산, 비타민E, 건강소식, 2008;32(7):26-27.
6. 이종수, 생활의 지혜 - 건강한 피부를 간직하기 위한 오메가3 지방산과 오메가6 지방산의 올바른 섭취, 한맛한얼, 2009;2(1):74-77.
7. Yang J et al., A review of advancement on influencing factors of acne: an emphasis on environment characteristics, Frontiers in public health, 2020;8:450.
8. 기능성화장품 기준 및 시험방법[식품의약품안전처고시 제2020-132호, 2020. 12. 30., 일부개정].
9. 김종대, 여드름의 피부관리 및 예방에 관한 연구, 한국미용학회지, 01-117.
10. 김경영 외 7명, 한권으로 끝내는 화장품학, 메디시언, 2020.
11. 김낙인, 피부 건강 및 미용에 있어 비타민과 미네랄의 역할, 식품과학과 산업, 2005;38(2):16-25.
12. 식품의약품안전처, 식품영양성분 데이터베이스. (https://various.foodsafetykorea.go.kr/nutrient/)
13. 한국인 영양소 섭취기준 2020, 보건복지부·한국영양학회 2020.
14. 이소트레티노인(isotretinoin), 약학정보원, 약물백과. (https://www.health.kr/Menu.PharmReview/View.asp?PharmReview_IDX=7930)
15. 의약품 안전사용 매뉴얼[바르는 여드름치료제의 올바른 사용법과 주의사항], 의약품안전나라. (https://nedrug.mfds.go.kr/)

16. 여드름, 서울대학교 병원 N의학정보. (http://www.snuh.org/health/nMedInfo/nList.do)
17. 여드름 - 질환백과, 삼성서울병원 피부과. (http://www.samsunghospital.com/home/healthInfo/main.do)
18. Guertler A et al., Deficit of Omega-3 Fatty Acids in Acne Patients—A Cross-Sectional Pilot Study in a German Cohort, Life, 2024;14(4):519.
19. Moon SK et al., Changes in proximate composition and lipid components in chub mackerel Scomber japonicus and Japanese jack mackerel Trachurus japonicus with various cooking methods, KFAS, 2013;46(6):708-716.
20. 색깔감자로 여름철 피부 건강 챙겨요, 농촌진흥청. (https://www.rda.go.kr/main/mainPage.do)
21. Melnik BC, Diet in acne: further evidence for the role of nutrient signaling in acne pathogenesis, Acta Dermato-Venereologica, 2012.
22. Chello C et al., Acne supplementation: probiotics, vitamins, and diet, Acta Dermatovenerologica Croatica, 2021;29(4):215-223.
23. Podgórska A et al., Acne Vulgaris and Intake of Selected Dietary Nutrients—A Summary of Information, Healthcare, 2021;9(6):668.
24. Pullar JM et al., The roles of vitamin C in skin health, Nutrients, 2017;(8):866.
25. Dreno B et al., Zinc salts in dermatology, Current Dermatology Reports, 2013.
26. Iinuma K et al., Susceptibility of Propionibacterium acnes isolated from patients with acne vulgaris to zinc ascorbate and antibiotics. Clinical, Cosmetic and Investigational Dermatology, 2011;4,161-165.
27. Cook MK et al., The use of oral vitamin A in acne management: a review, Dermatol Online J, 2022;28(5).

6. 부종/부기

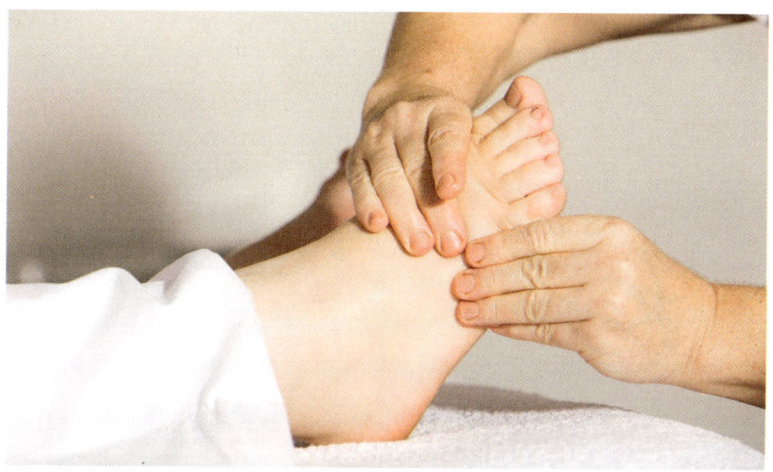

1) 정의

 사전적 의미로 '부종'은 몸이 붓는 증상을 말하며 '부기'는 부종으로 인하여 부은 상태를 말한다. 대부분 얼굴이나 몸이 평소와 다르게 부어올라 당황하거나, 부종으로 뚱뚱해 보여서 미적으로 만족스럽지 않은 적이 있을 것이다. 이러한 부종은 혈관 안의 체액(물)이 혈관 밖으로 빠져나가 신체의 세포와 세포 사이에 비정상적으로 축적되는 현상으로 몸의 조직이나 장기에서 비정상적으로 액체가 쌓여 발생하는 상태를 말한다. 부종은 전날 짠 음식을 먹고 자거나, 유독 피곤하면 몸이 붓는 등 다양한 원인으로 매우 흔하게 나타나지만 이는 우리 몸의 건강 상태를 나타내는 일종의 신호이므로 관심을 갖고 개선해야 한다. 미적으로도 부종을 잘 관리하면 피부가 푸석해 보이지 않고, 다이어트로 살이 빠진 것처럼 이목구비가 뚜렷해 보이며 건강한 인상을 줄 수 있다.

2) 원인

부기(부종)는 체내에 수분이 과도하게 축적되어 조직이 부풀어 오르는 현상이다. 우리의 몸은 70 %의 수분으로 구성되어 있고, 이 중 2/3는 세포 내, 나머지 1/3은 세포 외에 있다. 세포 외 수분의 25 %는 혈액 속에 존재하고, 75 %는 세포와 세포 사이에 간질액으로 존재하는데 간질액이 증가하면 몸이 붓게 되고, 부종이라고도 불린다. 부종은 과도한 수분이 축적된 현상으로 피부의 주된 고민 중 하나이다. 부기는 부위에 따라 증상, 원인, 감소되는 시간 등이 다양하다. 부기가 생기는 원인은 크게 두 가지로 나누어 설명하겠다.

(1) 생활 습관 원인

① 염분 과다 섭취

짠 음식을 많이 섭취하면 체내에 염분 농도가 높아지며, 몸은 이를 희석하기 위해 수분을 더 많이 유지하려고 하여 부기가 발생한다.

평소 차거나 자극적인 음식을 즐겨 먹을 경우 위장 질환이 생겨 자주 부을 수 있는데, 체내 염분이 과하면 삼투압 현상으로 체세포 내액이 조직세포로 과하게 유입되어 부종이 생긴다.

② 수분 섭취 부족

　물을 충분히 섭취하지 않으면 몸은 수분을 저장하려는 경향이 생기며, 이로 인해 부기가 생길 수 있다.

③ 장시간 앉아 있거나 서 있는 자세

　오랜 시간 동안 같은 자세를 유지하면 혈액이 원활하게 순환되지 못하여 다리나 발 쪽에 부종이 생길 수 있다.

④ 운동 부족

　신체 활동이 부족하면 혈액과 림프액 순환이 잘 이루어지지 않아 부종이 발생할 수 있다. 특히 한 자세로 오래 앉아 있거나 서 있으면 혈액순환이 원활하지 않아 심장으로 가는 혈류량이 줄어들어 쉽게 부종이 생긴다. 정맥 내 판막 기능이 떨어져 림프와 혈액의 흐름이 원활하지 않거나 림프가 막히게 되면 종아리 등 다리가 잘 붓고 통증을 느끼게 된다.

⑤ 호르몬 변화

　특히 여성의 경우 생리 전후나 임신 중 호르몬 변화로 인해 부기가 발생할 수 있다.

⑥ 알코올 섭취

　알코올은 체내 수분 균형을 방해하여 일시적인 탈수와 함께 부기를 유발할 수 있다.

(2) 질환 관련 원인

① 신장 질환

　신장이 제 기능을 하지 못하면 체내에서 나트륨과 수분을 충분히 배출하지 못해 부기가 발생한다. 특히 다리나 발목이 붓는 경우가 많고 급성사구체신염, 신증후군 등 신장 질환이 있으면 체내 노폐물이 걸러지지 않고 쌓이면서 얼굴, 눈꺼풀 등이 부을 수 있다.

② 간 질환

　간 기능이 저하되면 알부민과 같은 단백질 생성이 줄어들어 혈관 내 수분이 조직으로 흘러나와 복부나 다리 등의 부종을 유발할 수 있다.

③ 갑상선 질환(갑상선기능저하증)

　갑상선 호르몬 부족은 신진대사를 저하시켜 몸에 수분이 정체되고 눈두덩이 등 피부에 부기를 유발할 수 있다.

④ 심부전

　심장의 기능이 약해져 혈액을 제대로 펌프질하지 못하면 혈액이 다리와 발목에 정체되며 부기가 생길 수 있다.

⑤ **림프계 질환**

림프액이 제대로 순환되지 않으면 림프 부종이 발생해 팔이나 다리가 붓는 증상이 나타날 수 있다.

그 외 호르몬 변화, 임신, 나이로 인한 혈관 탄력성 감소, 약물 부작용 등도 부종의 원인이 될 수 있다.

※ 알고 가면 좋은 정보 부종(부기)

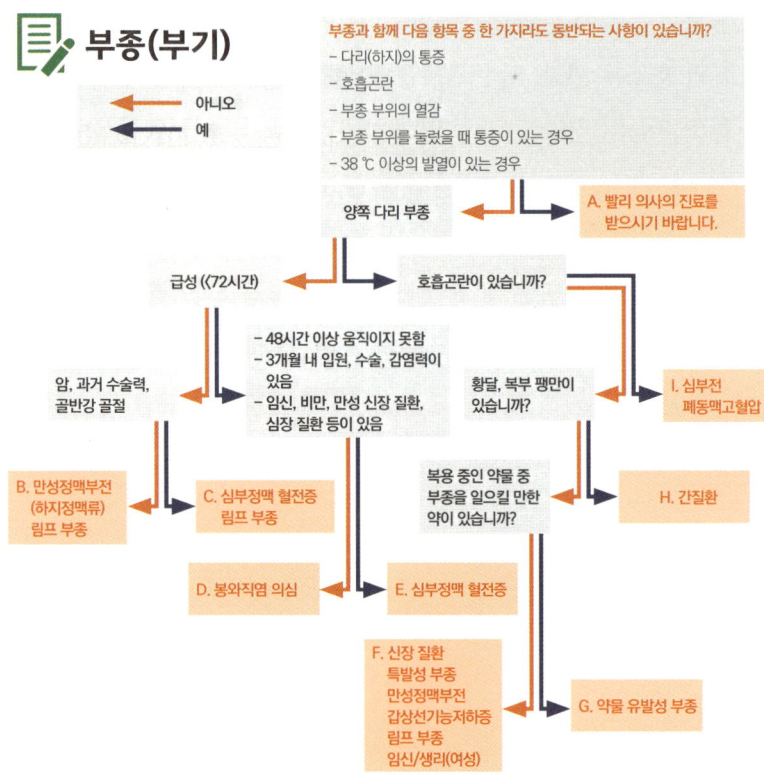

(질병관리청 국가건강정보포털: 자가 진단)

3) 예방

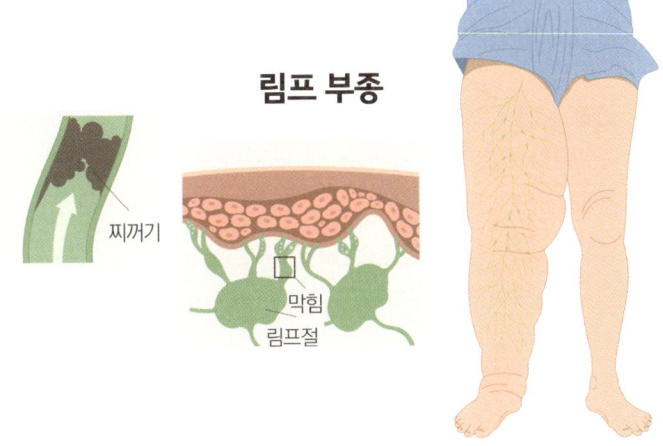

건강한 생활 습관은 부기와 부종을 예방하는 데 있어서 매우 중요하다. 첫째로, 규칙적인 운동이 큰 역할을 한다. 가벼운 유산소 운동이나 스트레칭은 혈액순환을 개선하고 체액 저류를 줄이는 데 효과적이다. 예를 들어, 하루에 30분 정도 걷기, 자전거 타기 또는 요가를 하는 것이 좋다. 또한, 오랜 시간 같은 자세로 앉아 있지 않도록 주의해야 하며, 중간중간 일어나서 움직이거나 스트레칭을 해 주는 것이 필요하다. 특히, 누워 있을 때 다리를 심장보다 높이 두는 것은 체액이 다시 심장으로 돌아가는 데 도움이 된다.

두 번째로, 수면과 스트레스 관리 또한 부기 예방에 중요한 요소이다. 충분한 수면을 취하고 스트레스를 효과적으로 관리하면 염증을 줄이는 데 도움이 된다.

마지막으로 식습관 측면에서는 염분 섭취를 줄이는 것이 필수적이다. 나트륨이 많은 가공식품이나 음식은 피하고, 대신 충분한 수분을 섭취하여 체내 수분 균형을 유지하는 것이 중요하다. 칼륨이 풍부한 식품, 예를 들어 바나나, 시금치, 고구마 등을 섭취하면 나트륨 배출을 도와 부종을 완화하는 데 유익하며 생선, 닭고기, 콩류와 같은 단백질 식품은 체액 균형 유지에 기여한다. 항염증 효과가 있는 생강, 마늘, 베리류의 식품도 염증 감소에 긍정적인 영향을 미칠 수 있다.

부종의 원인을 이해하고 이를 예방하기 위해 노력하는 것도 중요하다. 생활 습관을 개선함으로써 건강한 몸을 유지하고 부기를 효과적으로 관리할 수 있다.

4) 좋은 식품

(1) 건강식품

① **병풀 추출물 [330~680 mg/일]**

미나리과의 다년생 표본 덩굴식물로서 국내에서는 제주도 및 일부 남부 도서 지역에서 자생하고 있다. 병풀의 주성분이 정맥의 탄력성을 높여 주고 모세혈관의 기능을 정상화해 혈액순환을 개선하고 정맥의 건강을 증진시키는 데 도움을 준다. 세계보건기구(WHO)에서 권장하는 C. asiatica(병풀 추출물)의 일일권장량은 330 mg~680 mg으로 하루 3회까지 섭취 가능하다.

② 칼륨 [3,500 mg/일]

부종을 줄이는 데 도움이 되는 음식으로는 칼륨이 풍부한 음식이 좋다. 칼륨은 체내 염분을 배출하는 데 효과적이기 때문에, 이러한 음식을 섭취하면 부기를 완화할 수 있다. 칼륨을 무작정 많이 먹으면 고칼륨혈증 등의 부작용이 발생할 수 있어 하루 목표 섭취량에 맞추어 칼륨을 섭취하는 것이 좋다.

③ 비타민P [25~30 mg/일]

수용성 비타민의 하나로 모세혈관의 벽을 강화시켜 혈관의 탄성을 증가시켜 내피세포 손상을 막아 혈관 강화, 끈적이는 혈액의 점성을 낮춰 원활한 정맥 순환을 돕는 효능으로 종아리, 발목, 손발 부기, 다리 부종을 완화해 주는 효과뿐 아니라 성형 후 부기, 치질에도 도움을 준다. 비타민P는 과일이나 채소의 껍질에 많이 함유되어 있는데, 귤락(감귤류 껍질 안쪽의 하얀 실타래), 가지, 적양배추 등의 과일&야채는 껍질째 먹는 것이 좋다. 비타민P는 물에 잘 녹고 신장으로 배설되며 체내에 축적되지 않기 때문에 뚜렷한 독성은 없는 것으로 알려져 일일섭취량은 정해져 있지 않지만, 성인의 일일권장섭취량은 25~50 mg이고 상황에 따라서 더 많은 양을 필요로 할 수 있다.

(2) 일상생활 속 식품

① 팥 [50~100 g/일]

팥에 풍부하게 들어 있는 사포닌, 철분, 섬유질 및 무기질의 영양소는 이뇨 작용을 하고 신진대사 촉진을 돕는다. 칼륨이 함께 함유되어 있어 나트륨을 체외로 배출해 부기를 빼는 데 좋다. 사포닌은 피부 노폐물을 제거해 아토피, 기미 완화에 도움을 주며 동시에 신진대사를 촉진하고 체내 과잉 수분으로 인한 지방 축적을 예방하는 효과가 있다.

② 바나나 [1~2개/일]

바나나에는 나트륨 배출 역할을 하는 칼륨이 함유되어 있다. 칼륨으로 인해 혈중 나트륨 농도가 낮아지면 부기가 가라앉고 체내 독소를 배출하는 데 좋다. 또한 식이섬유도 풍부해 장운동이 촉진되어 배변 활동이 원활해지면서 복부 지방과 신체 부기가 빠지는 효과도 기대할 수 있다.

③ 콩 [50~200 g/일]

콩은 부종을 억제해 주는 식재료 중 하나이다. 아스파라긴산을 다량 함유하여 체내의 독소를 배출하는 디톡스 작용에 효과가 있다. 혈관을 튼튼하게 해 주어 혈액순환이 잘되도록 하고 변비 예방에도 효과가 있다.

④ 늙은 호박 [100~200 g/일]

비타민A가 풍부한 식품으로 체내에 쌓인 노폐물 배출 및 이뇨 작용, 해독 작용 등에 도움이 되며 부기를 가라앉히는 효과가 있다. 또한 베타카로틴이 함유되어 콜레스테롤 수치를 낮추며 독성물질 제거에도 도움을 준다. 호박죽으로 조리 시 팥을 추가하면 늙은 호박에 부족한 비타민B1 보충이 가능하다.

⑤ 다시마 [건조 다시마 1~2 g/일]

다시마는 요오드, 식이섬유 및 칼륨이 풍부해 신체에 산소 공급을 원활히 해 주어 부종 완화에 좋다. 또한 다시마의 알긴산 성분은 나트륨과 지방 배출을 돕는 데 효과적이다.

5) 조리법

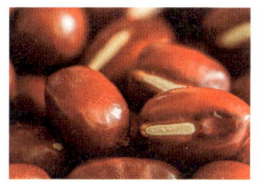 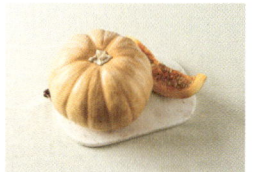 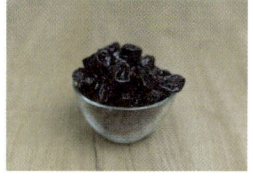

① 팥

팥에는 미네랄, 비타민, 사포닌 등 다양한 성분들이 함유되어 있는 식품인데 그중 칼륨은 몸의 부기를 빼는 데 큰 효과를 준다. 칼륨은 열에 강하기 때문에 열에 의한 파괴는 잘 일어나지 않으나 수용성 물질로서 물에 닿으면 손실이 많이 일어날 수 있다. 그렇기에 국

물로 먹는 가열 조리를 통해 섭취하는 것을 권장하며, 또한 가공식품의 경우 가공 과정에서 변질 방지를 위한 첨가물이 함유되어 있어 칼륨의 함량이 적어지기 때문에 원물을 구매하여 섭취하는 것이 좋다.

② 호박

호박에는 항산화 성분인 카로티노이드, 비타민, 무기질 등이 다량 함유되어 있다. 그중 늙은 호박과 애호박의 경우 찌는 조리를 수행하였을 때 높은 잔존율을 보였고, 주키니와 단호박의 경우 전자레인지를 통한 조리를 하였을 때 가장 높은 무기질 잔존율을 보여 종류에 맞는 조리법을 택해야 한다. 또한 늙은 호박에는 지용성 비타민인 비타민A도 다량 함유되어 있기에 기름을 사용한 조리를 통해 섭취를 하면 흡수율을 높일 수 있다.

③ 푸룬

푸룬에는 칼륨이 다량 함유되어 있는데, 일반적으로 칼륨이 많다고 알려진 바나나보다도 함량이 2배가량 많다. 푸룬은 대부분 가공 형태로 나오기 때문에 가공된 그대로 섭취하는 것도 좋고, 가열 조리를 하여 섭취하여도 좋다. 또한 주스로 판매되는 식품 혹은 빵이나 스튜, 샌드위치와 같은 식사에 푸룬을 첨가하여 섭취하여도 좋은데 다만 수용성 성분인 칼륨이 손실되지 않도록 가급적 그대로 사용하거나 섭취하는 것이 좋다.

현직자와 함께하는 Q&A

Q1. 부종이 오래되면 살이 되나요?

A 비만인 사람에게 검사를 해 보면 혈액순환이 원활하게 이루어지지 않아 부종이 있는 경우가 많다. 또한 부종이 심한 경우 몸의 신진대사가 잘 일어나지 못하여 에너지를 잘 사용하지 못해 지방으로 축적되어 비만이 심해지기도 한다. 그러므로 부종이 지방이 되는 것은 아니지만 부종으로 인해 지방 축적이 더 될 수는 있고, 지방 축적이 부종을 더 악화시킬 수 있다.

Q2. 스트레스가 부종에 영향을 주나요?

A 스트레스는 부종에 영향을 줄 수 있다. 스트레스가 많아지면 체내 코르티솔 수치가 상승하고, 이로 인해 나트륨과 수분이 체내에 더 많이 축적되어 부종이 발생할 수 있다. 충분한 휴식과 스트레스 관리가 부종을 예방하는 데 중요하다.

Q3. 운동을 많이 하면 부종이 생기지 않나요?

A 운동은 일반적으로 부종을 예방하는 데 도움이 되지만, 지나치게 무리한 운동이나 잘못된 자세로 운동을 할 경우 부종이 발생할 수 있다. 특히 장시간 서 있거나 앉아 있는 상태에서 갑작스럽게 운동

을 시작하면 혈액순환이 일시적으로 원활하지 않아 부종이 생길 수 있다.

Q4. 부종이 심하면 피부 질환이 발생할 수 있나요?

🅐 부종이 지속되면 피부가 팽팽해지고 순환이 잘되지 않아 피부 장벽이 약해질 수 있다. 이로 인해 피부염, 습진 등의 피부 질환이 발생할 가능성이 높아진다. 특히 다리나 발목에 부종이 생겼을 때는 피부가 갈라지거나 상처가 나기 쉬우므로 주의가 필요하다.

Q5. 얼굴 부종을 빼는 데에 효과적인 방법은 무엇인가요?

🅐 얼굴 부종은 주로 과도한 염분 섭취에 의해 세포가 이동하여 얼굴이 붓는 현상이다. 얼굴 부기는 세수 방법 혹은 림프 마사지를 통해 효과적으로 부기를 완화할 수 있다. 냉수와 온수를 반복한 세수 방법은 냉수와 온수의 온도 차로, 림프 마사지는 얼굴의 림프를 자극하여 혈액순환에 도움을 주어 얼굴 부기 제거에 효과적이다.

Q6. 부기는 왜 생기며, 건강식품으로 이를 줄일 수 있나요?

🅐 부기는 체내 수분 저류, 염증, 혈액순환 장애 등 여러 원인으로 발생한다. 부기 완화를 돕는 성분으로는 수분 대사를 촉진하는 이뇨 작용 성분과 염증을 줄이는 항염 성분이 있다. 예를 들어, 히비스커스는 이뇨 작용을 돕고, 브로멜라인은 염증을 줄여 부기 완화에 도

움이 될 수 있다. 이뇨 작용이 있는 건강기능식품은 신장 기능에 부담을 줄 수 있으므로, 신장 질환이 있는 분들은 전문가와 상담 후 복용하는 것이 좋다.

참고 문헌

1. 부종, 질병관리청 국가건강정보포털. (https://health.kdca.go.kr/healthinfo/biz/health/gnrlzHealthInfo/gnrlzHealthInfo/gnrlzHealthInfoView.do?cntnts_sn=601)
2. 비페라캡슐(비티스비니페라엽건조엑스), 식품의약품안전처 의약품통합정보시스템. (https://nedrug.mfds.go.kr/pbp/CCBBB01/getItemDetailCache?cacheSeq=200703107aupdateTs2024-07-10%2009:45:44.0b)
3. Stücker M et al., Therapeutic approach to chronic venous insufficiency - clinical benefits of red-vine-leaf-extract AS 195(Antistax®), Pharmazie, 2019;74(4):193-200.
4. 문태기, [연구개발]화장품표시광고 실증 시험법 표준화 연구: 붓기완화, 2014.
5. 이금선 외 5명, 센세라 정량추출물 및 질산칼륨, 글리시리진산이칼륨 함유 치약의 구강환경 개선효과에 관한 연구, 대한구강보건학회지, 2021;45(4):184-191.
6. 눈 뜨기 힘든 아침, 붓기 빼는 음식 Top 5, 뉴트리매거진 [건강도서관]. (https://newtree-mall.co.kr/magazine/view?id=custom_bbs2&seq=145113)
7. 얼굴과 몸이 붓는 이유와 예방법, 대한민국 정책브리핑 정책뉴스. (https://www.korea.kr/news/healthView.do?newsId=148778620)
8. 얼굴다리 부종의 원인, 하이닥[헬시라이프]. (https://www.hidoc.co.kr/healthstory/news/C0000224670)
9. [웹진]건강노하우, 부산성모병원. (https://www.bsm.or.kr/webzine/2020/11/sub/02.asp)
10. 얼굴, 몸 '부기' 가라앉히는 식품 3, 헬스조선[푸드]. (https://health.chosun.com/svc/news_view.html?contid=2021061601581)
11. Zhao Q et al., Cooked Adzuki Bean Reduces High-Fat Diet-Induced Body Weight Gain, Ameliorates Inflammation, and Modulates Intestinal Homeostasis in Mice. Front Nutr, 2022;9:918696.
12. Cressey R et al., Daily consumption of banana marginally improves blood glucose and lipid profile in hypercholesterolemic subjects and increases serum adiponectin in type 2 diabetic patients, Indian J Exp Biol, 2014;52(12):1173-1181.
13. Jaafar MH et al., New insights of minimum requirement on legumes (Fabaceae sp.) daily intake in Malaysia, BMC Nutr, 2023.

14. 나트륨잡는 칼륨, 제대로 섭취하여 혈압 바로잡기!, 삼성서울병원 질환맞춤식사. (http://www.samsunghospital.com/home/healthInfo/content/contenView.do?CONT_SRC_ID=29438&CONT_SRC=HOMEPAGE&CONT_ID=4643&CONT_CLS_CD=001021002006)
15. 홍영신 외 1명, 호박류의 조리방법에 따른 무기질 성분의 변화, 한국식품영양과학회지, 2017;46(10):1195-1204.
16. 캘리포니아 푸룬 협회 한국사무소. (https://californiaprunes.co.kr/faqs)
17. 오진아 외 1명, 간호사의 근무로 인한 하지부종과 통증 발생 및 자가다리마사지 효과, 대한간호학회지, 2008;38(2):278-286.
18. 이은우 외 1명, Microneedle Therapy System(MTS) 자극에 의해 유발된 얼굴 홍조와 부종에 대한 림프마사지의 완화효과, Kor.J.Aesthet.Cosmetol, 2012;10(3):637-643.
19. 양승열 외 2명, 의료용 냉온 수치료 장치에 관한 연구, The Journal of Korean Institute of Communications and Information Sciences, 2017;42(7).
20. Chong NJ et al., A systematic review of the efficacy of Centella asiatica for improvement of the signs and symptoms of chronic venous insufficiency, eCAM, 2013;2013(1):627182.
21. Bylka W et al., Centella asiatica in dermatology: an overview, Phytother Res, 2014;28(8):1117-1124.
22. Vanscheidt W et al., The efficacy and safety of a coumarin-/troxerutin-combination (SB-LOT) in patients with chronic venous insufficiency: a double blind placebo-controlled randomised study, Vasa, 2002;31(3):185-190.
23. Akindahunsi AA et al., Toxicological investigation of aqueous-methanolic extract of the calyces of Hibiscus sabdariffa L, Journal of ethnopharmacology, 2003;89(1):161-164.
24. Houston MC, The importance of potassium in managing hypertension, Current hypertension reports, 2011;13(4):309-317.
25. Hopkins AL et al., Hibiscus sabdariffa L. in the treatment of hypertension and hyperlipidemia: a comprehensive review of animal and human studies, Fitoterapia, 2013;85:84-94.

7. 피부 면역

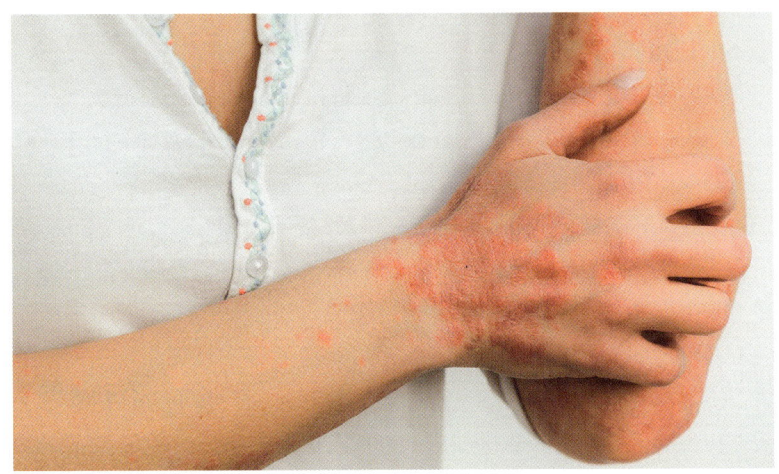

1) 정의

면역이란 생체의 내부 환경이 외부 인자(알레르기, 세균, 바이러스 등 항원)에 대하여 방어하는 현상으로 외부에서 들어온 병균에 저항하는 힘을 말한다. 피부 면역이 떨어지면 여러 가지 질병에 쉽게 노출되어 건조증, 홍반, 두드러기, 발진 등으로 피부 미용에 악영향을 미칠 수 있다.

면역 체계에 이상으로 발생하는 건선은 피부를 건조하게 해 푸석푸석해 보이고, 하얀 각질(인설)은 비위생적으로 보일 수 있다. 면역 세포들의 과민반응으로 발생하는 아토피 피부염은 강한 가려움증(소양증)으로 인한 지속적인 마찰로 피부에 상처를 일으키고 흉을

남기게 된다.

개인마다 같은 환경에서도 질병에 걸리는 정도가 다르듯이 개개인의 면역력에 따라 이러한 증상들도 달라진다. 면역력이 높아지면 질병으로부터의 방어 정도도 높아지므로 건강하게 몸을 유지할 수 있다.

피부 장벽은 신체의 가장 바깥쪽의 방어막인 각질층으로 피부 면역에 중요한 역할을 한다. 피부 장벽이 손상되면 외부의 물리적 자극에 취약해지고, 염증 매개 물질이 피부 속으로 침투하여 트러블이 발생하며 피부 속의 콜라겐과 수분을 잘 보호하지 못해 노화를 가속화할 수 있다. 그래서 건강한 피부를 위해서는 피부 면역이 매우 중요하며, 더불어 삶의 질과 사회적 영향에도 매우 중요하다.

2) 원인

면역력이 저하되는 원인은 다양하지만, 주로 수면 부족, 잘못된 식습관, 스트레스, 과로, 과음 및 과도한 운동 등이 주요 요인으로 작용한다. 이러한 요인들이 신체에 스트레스를 가하면, 교감신경이 과도하게 활성화되어 과립백혈구의 분비가 증가하고, 이로 인해 염증 반응이 촉진된다. 이때 혈류 장애가 발생하여 면역세포로 산소와 영양분이 충분히 공급되지 못하게 되면, 신체는 여러 질병에 취약해질 수 있다.

특히 알레르기 반응으로 인해 피부에 두드러기, 가려움증, 발한 등의 증상이 나타날 수 있으며, 면역력 저하는 피부에도 영향을 미쳐 여드름, 지루성 피부염 같은 염증성 피부 질환을 유발할 수 있다. 심할 경우, 면역 체계가 스스로를 공격하게 되는 자가면역질환이 발생하여 아토피, 백반증과 같은 질환으로 이어지며, 이는 삶의 질을 크게 떨어뜨릴 수 있다.

결국, 면역력이 약해지면 피부 면역력도 함께 저하되어 피부 건강에 심각한 영향을 미칠 수 있으므로, 건강한 생활 습관을 유지하고 스트레스를 적절히 관리하는 것이 중요하다.

3) 예방

피부 면역을 증진하기 위한 생활 습관으로는 규칙적인 운동과 충분한 수면이 중요하다. 유산소 운동은 혈액순환을 촉진하고 스트레스를 감소시켜 면역력을 향상시키는 데 도움이 된다. 또한 매일 7~9시간의 수면을 취하는 것은 면역 체계의 회복과 재생에 기여하므로 필수적이다. 피부 청결을 유지하고 선크림을 사용하는 것도 피부를 보호하고 면역력을 강화하는 데 중요한 요소다. 스트레스 관리 또한 면역 체계를 유지하는 데 필요하므로, 명상이나 요가 등의 방법으로 스트레스를 줄이는 것이 좋다.

식습관 측면에서는 비타민C와 오메가3 지방산이 풍부한 식품을 섭취하는 것이 효과적이다. 오렌지, 키위, 딸기와 같은 과일은 비타민C의 좋은 공급원으로 면역력 증진에 도움이 된다. 연어와 아보카도 같은 오메가3가 많은 식품은 염증을 줄이고 피부 건강을 향상시키는 데 기여할 수 있다. 또한 항산화 성분이 풍부한 블루베리와 시금치, 호두를 포함하는 것이 피부를 보호하고 면역력을 높이는 데 유익하다. 마지막으로, 프로바이오틱스가 풍부한 요구르트와 김치는 장 건강을 개선하고 피부 면역력을 증진하는 데 도움을 줄 수 있다. 충분한 수분 섭취 또한 피부의 수분 유지와 세포 기능에 중요하므로, 하루에 최소 2 L의 물을 마시는 것이 좋다.

4) 좋은 식품

(1) 건강식품

① 알로에 겔 [110~420 mg/일]

알로에베라의 잎 겔로, 섭취 시 피부 탄력과 수분량이 증가하며 주름의 깊이 등이 감소하여 피부 건강에 도움을 준다. 피부 건강, 장 건강, 면역력 증진에 도움을 줄 수 있는 원료이다.

② 타트체리 [20알/일]

피부가 재생할 수 있는 가장 효과적인 방법은 충분한 수면이다. 타트체리에는 수면 호르몬인 멜라토닌이 풍부하게 들어 있으며, 멜라토닌 생성과 효과를 돕는 트립토판과 안토시아닌도 함유되어 있다. 이러한 성분은 수면의 질을 높이고 불면증 해소에 도움을 줄 수 있다.

③ 비타민C [100 mg/일]

　비타민C는 대사 활동과 조직의 성장에 영향을 미치고 항산화 작용을 한다. 또한 항산화 효소의 유전자 발현, 인지질의 조직 및 축적에 영향을 미치고 각질층의 형성과 전반적인 상피의 분화를 촉진하는 것으로 나타났다. 안면 피부 관리와 항산화 비타민 섭취의 피부 건강 상태 변화에 따르면, 안면 피부 관리 + 비타민C(1,000 mg/일)를 섭취하였을 경우 8주 관리 후에 수분과 유분은 상승하였고, 멜라닌과 홍반 수치는 감소되었다.

④ 비타민D [10 μg/일]

　비타민D는 주로 뼈 건강에 좋다고 알려져 있다. 그러나 비타민D는 면역 기능 촉진 및 T세포 성장 촉진 등 면역 반응에도 중요한 역할을 하고 있다.

⑤ 셀레늄 [55 μg/일]

　셀레늄은 강력한 항산화 작용을 통해 몸의 해독과 면역기능을 향상시키는 역할을 한다. 이러한 역할을 통해 염증 반응을 억제하여 피부 면역 기능을 강화하고, 피부 염증성 질환의 악화를 막는 데 기여할 수 있다. 한국인 영양소 섭취 기준에 따르면, 일일권장량 55 μg이며 상한 섭취량은 400 μg로 제한한다.

⑥ 아연 [8.5 mg/일]

　피부 조직을 재생시키고 면역력을 강화시켜 피부가 감염되는 것을 예방한다. 특히 여드름이 심하다면 아연 결핍일 수도 있다. 최근 여드름 발생과 치료에 있어 아연 결핍은 여드름을 악화시키는 것으로 보고되고 있다. 아연은 육류, 해산물 등에 함유되어 있다. 아연은 채식주의자나 임산부에게서 결핍 사례가 발견되는데, 아연이 결핍되면 면역력 저하로 감염성 질환 발생률이 높다.

(2) 일상생활 속 식품

① 방울토마토 [20알 미만/일]

　토마토는 항산화제인 라이코펜이 풍부하여 피부를 보호하고 매끄럽게 유지하는 데 도움을 준다. 라이코펜은 자외선으로 인한 손상으로부터 피부를 보호하며 염증을 완화해 피부 건강 향상에 도움이 된다.

② 블루베리 [20알/일]

　블루베리는 안토시아닌과 같은 항산화제가 다량 함유되어 있어 피부의 염증을 줄이고 면역 체계를 강화하는 데 효과적이다. 이 항산화 성분들은 피부 세포가 손상되는 것을 보호하여 건강한 피부를 유지하는 데 도움을 준다.

③ 브로콜리 [150 g/일]

　브로콜리는 비타민C, 비타민E가 풍부하여 피부 세포를 보호하고 피부를 재생하는 데 도움이 되며 특히 비타민C는 콜라겐 생성을 촉진하여 피부 탄력을 유지하고 주름을 예방하는 것에 도움을 준다.

④ 마늘 [4~5 g/일]

마늘은 항암 성분인 알릴설파이드 유도체를 다량 함유하고 있어 암세포의 성장을 저하시킨다. 종양 세포의 성장을 억제하고 화학적 예방 효과를 포함하여 피부는 물론 신체 일부에 대한 항종양 효과가 있다.

5) 조리법

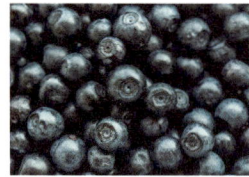 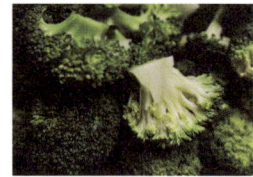 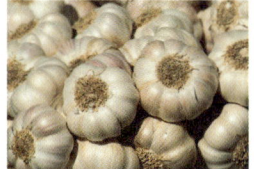

① 블루베리

블루베리는 안토시아닌과 같은 항산화 물질을 함유하고 있어 피부 면역에 도움을 준다. 안토시아닌은 비교적 열 안정성이 낮아 오래 가열을 하게 된다면 파괴될 수 있고, 생으로 섭취를 하거나 짧은 가열 조리를 하여야 한다. 또한 냉동 블루베리와 생블루베리의 영양 성분이 유의미한 차이를 보이지 않았고 일부 영양 성분은 냉동 블루베리의 함량이 더 높아 냉동이든 생이든 상관없이 섭취하여도 된다.

② 브로콜리

　브로콜리는 비타민과 식이섬유가 풍부한 채소로 알려져 있는데, 그중 설포라판 성분은 피부 면역에도 큰 도움을 준다. 설포라판 성분은 브로콜리 내에서 생즙으로 먹었을 때 가장 높은 잔존율을 보였고, 가열 조리를 하였을 땐 장시간 가열 시 파괴될 수 있기에 가급적 빠른 시간 내 조리를 수행하여야 한다. 또한 비타민C가 다량 함유된 레몬즙 등을 브로콜리에 첨가하였을 때 설포라판 성분이 손실되지 않고 높은 함량을 띄기 때문에 함께 섭취하는 것이 좋다.

③ 마늘

　마늘은 가장 많이 섭취하는 채소 중 하나로서 항산화 성분인 '알린'이 풍부하게 들어 있다. 가열하거나 생으로 많이 섭취하는데 생마늘을 섭취하면 효소 활성이 잘 일어나지만 가열 시 효소 활성이 잘 일어나지 않을 수 있기 때문에 마늘을 손질하고 몇 분간 방치하여 효소가 활성화되는 시간을 만들어 주어야 한다. 또한 통마늘보다 다진 마늘로 조리를 하게 된다면 가열 조리에 의한 성분 손실을 최소화할 수 있어 체내 흡수율을 높일 수 있다.

현직자와 함께하는 Q&A

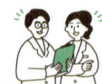

Q1. 피부 면역력을 강화하고 유지하기 위해 필요한 성분과 방법은 무엇인가요?

A 피부 면역력을 강화하려면 비타민C, 비타민E, 오메가3 지방산, 프로바이오틱스, 콜라겐 펩타이드, 아스타잔틴, 비타민D와 같은 성분이 중요하다. 비타민C와 E는 항산화 작용으로 피부 세포를 보호하고, 오메가3 지방산은 염증을 줄이며 피부 장벽을 강화한다. 프로바이오틱스는 장내 미생물 균형을 유지해 피부 염증을 완화하고 전반적인 건강을 개선한다.

건강기능식품으로는 저분자콜라겐펩타이드와 아스타잔틴이 추천된다. 콜라겐 펩타이드는 피부 장벽을 강화하고 탄력을 유지하며, 아스타잔틴은 강력한 항산화 효과로 피부를 보호한다. 비타민D는 면역 기능을 조절하여 피부 염증과 관련된 문제를 완화하는 데 도움을 준다.

피부 면역력이 약화되면 피부가 쉽게 자극받고 염증이나 알레르기 반응이 나타날 수 있으며, 아토피 피부염이나 접촉성 피부염 같은 증상이 발생할 수 있다. 이를 개선하려면 항산화 성분이 풍부한 건강기능식품을 섭취하고, 충분한 수분 섭취와 자외선 차단 같은 생활습관을 관리하는 것이 중요하다. 특히, 비타민C와 아연은 면역 반응을 조절하고 피부 회복을 촉진하는 데 효과적이다.

Q2. 멜라토닌이 들어 있는 음식은 무엇인가요?

🅐 채소나 과일에 소량 들어 있는데 대추에는 멜라토닌 분비를 돕는 칼슘이 풍부하고 대추씨에 수면을 유도하는 신경 물질이 많이 함유되어 있다. 그리고 타트체리, 피스타치오에도 멜라토닌 소량 함유하고 있다.

Q3. 수면을 방해하는 음식은 무엇인가요?

🅐 잠을 자기 2시간 전까지 음식 섭취 시 수면에 방해가 되며, 특히 카페인, 술, 당류가 많은 음식은 수면을 방해한다.

Q4. 면역력이 저하되면 어떤 외관적 변화가 일어나나요?

🅐 면역력이 저하되면 외부 병원체에 대한 신체의 방어 능력이 약해진다. 따라서 여러 변화가 나타나는데 이는 신체 내부 문제를 반영하는 신호로 해석될 수 있다. 피부에 바이러스성 또는 알레르기성 발진이 생기고 곰팡이 감염에 취약해지며, 면역력이 떨어지면 피부가 쉽게 건조하거나 갈라질 수 있고 피부 염증이 악화되어 여드름 또는 트러블이 발생할 가능성이 높다. 피부뿐만 아니라 입술 주위에는 헤르페스바이러스에 의한 궤양, 구순포진이 더 자주 발생할 수 있으며 입안에 염증이 생기면 구내염, 혓바늘이 생기기도 한다. 손발톱은 쉽게 깨지거나 변색되기도 하고 심지어는 곰팡이 감염이 일어나고 성장 속도가 느려질 수도 있다. 또한 면역력 저하는 스트레

스로 인한 탈모를 일으키고 대사기능에도 문제가 생겨 체중이 급격하게 증가하거나 감소할 수도 있다.

Q5. 면역 반응이 과도하게 일어나도 피부에 좋지 않다고 하는데 어떤 예시가 있나요?

🅐 과민 면역 반응은 면역 체계가 외부 물질에 과도하게 반응할 때 발생하며, 이는 알레르기, 자가면역 질환, 과민성 반응 등을 포함할 수 있다. 대표적으로 두드러기, 아토피 피부염, 접촉성 피부염, 혈관부종이 발생하여 피부가 붉어지고 가려움증을 동반한다. 두피에 염증이 생기거나 비듬이 많이 생기는 것도 과도한 면역 반응에 해당되며, 손톱이 부러지거나 두꺼워지고 표면이 울퉁불퉁해지기도 한다. 알레르기성 비염에 의해 코가 막히거나 눈물이 흐르며 눈 주위가 붓거나 어두워지는 현상이 일어나기도 한다.

Q6. 면역력을 높이는 가장 좋은 방법은 무엇인가요?

🅐 밤낮으로 일교차가 커지고 건조한 날씨와 같은 환절기가 되면 호흡기 질환에 걸리는 사람들이 많다. 몸속 면역력을 강화하기 위해서는 수시로 물을 마셔 수분을 공급하는 것이 좋은데 차가운 물보다 미지근한 물이 건강에 좋다. 그리고 충분한 수면으로 면역력을 높이고 규칙적인 운동을 통해 면역 체계를 유지하는 것이 좋다.

Q7. 면역력은 나이와 상관있나요?

A 나이가 들면 면역 체계가 약해지기 쉬워 면역질환이 더 자주 나타난다. 면역 체계는 신체를 방어하는 시스템으로 외부로부터 우리 몸을 보호하는데, 노인이 될수록 체내 면역세포의 수와 기능이 떨어지게 되어 식중독이나 대상포진과 같은 자가면역질환과 같은 병에 걸리기 쉽다. 이에 고령층일수록 식생활 주의가 필요하다. 날음식 섭취를 가급적 피하고 육류나 가금류는 완전히 익을 때까지 조리하여 취식한다. 또한 먹다 남은 음식은 바로 취식하지 않을 경우 곧바로 냉장고에 보관하여 3~5일 이내 섭취하도록 한다. 날씨가 따뜻해질 경우 냉장 보관 했던 음식이라도 다시 먹을 때에는 끓여서 섭취하는 것이 좋다.

참고 문헌

1. 내 몸을 지키는 힘_면역력, 법원사람들 건강칼럼. (https://scourt.go.kr/portal/gongbo/PeoplePopupView.work?gubun=45&sDate=201812&seqNum=2186)
2. 건강문제 및 건강관리 - 아나필락시스, 서울대학교 의과대학 국민건강지식센터. (https://hqcenter.snu.ac.kr/archives/jiphyunjeon/%EC%95%84%EB%82%98%ED%95%84%EB%9D%BD%EC%8B%9C%EC%8A%A4)
3. 알레르기 내과, 동아대학교 병원. (https://www.damc.or.kr/02/02_1_2017.php?code=621000&chk=1)
4. 수면부족이 질병을 부른다, 건강iN 매거진. (https://www.nhis.or.kr/magazin/160/html/sub2.html)
5. 여드름 유발, 음식 영향 가장 커, 대한민국 정책브리핑. (https://www.korea.kr/news/policyNewsView.do?newsId=148700666#policyNews)
6. 식품영양성분 데이터베이스, 식품의약품안전처.
7. 생애주기별정보 - 면역력 저하, 식품안전나라.
8. 면역력높이는 '미량 영양소' 생활 속 보충법, 헬스조선. (https://health.chosun.com/site/data/html_dir/2020/04/28/2020042802389.html)
9. Jun HI et al., Antioxindant activity and anthocyanin analysis of blueberry with different extraction conditions, JKFN, 2019;48(11):1223-1232.
10. 국가표준식품성분표검색, 농식품 올바로, 농촌진흥청 국립농업과학원. (https://koreanfood.rda.go.kr/kfi/fct/fctFoodSrch/list#)
11. 김미리 외 2명, 브로콜리의 조리가공에 따른 Sulforaphane 함량, 한국조리과학회지, 1997;13(4).
12. 우리 몸의 혈관 청소부 '마늘', 이달의 이슈 농업기술, 농촌진흥청. (https://www.rda.go.kr/middlePopOpenPopNongsaroDBView.do?no=1392&sj)
13. 아토피피부염, 국가건강정보포털, 질병관리청. (https://health.kdca.go.kr/healthinfo/biz/health/gnrlzHealthInfo/gnrlzHealthInfo/gnrlzHealthInfoView.do)
14. 건선, 국가건강정보포털, 질병관리청. (https://health.kdca.go.kr/healthinfo/biz/health/gnrlzHealthInfo/gnrlzHealthInfo/gnrlzHealthInfoView.do)

15. Chrousos GP. Stress and disorders of the stress system, Nature Reviews Endocrinology, 2009;5(7):374-381.
16. Kupper TS et al., Immune surveillance in the skin: mechanisms and clinical consequences, Nature Reviews Immunology, 2004;4(3):211-222.
17. Rusanova I et al., Protective Effects of Melatonin on the Skin: Future Perspectives, International Journal of Molecular Sciences, 2019; 20(19):4948.
18. Selenium, Health information, National Institutes of Health. (https://ods.od.nih.gov/factsheets/Selenium-HealthProfessional/)
19. 2020 한국인 영양소 섭취기준, 보건복지부. (https://www.mohw.go.kr/)
20. Pullar JM et al., The Roles of Vitamin C in Skin Health, Nutrients, 2017;9(8):866.
21. Calder, PC. n-3 polyunsaturated fatty acids, inflammation, and inflammatory diseases, American Journal of Clinical Nutrition, 2006;83(6):1505S-1519S.
22. Choi, SY et al., Effects of collagen tripeptide supplement on skin properties: a prospective, randomized, controlled study, Journal of Cosmetic and Laser Therapy, 2014; 16(3):132-137.
23. Prasad, AS. Clinical, biochemical, and immunological roles of zinc, Experimental Gerontology, 2008;43(5):370-377.
24. Bayan L et al., Garlic: a review of potential therapeutic effects, Avicenna J Phytomed, 2014;4(1):1-14.
25. 김설미 외 1명, 안면 피부관리와 항산화 비타민 섭취의 피부건강 상태 변화, 아시안뷰티화장품학술지, 2009;7(4):111-125.

8. 모발

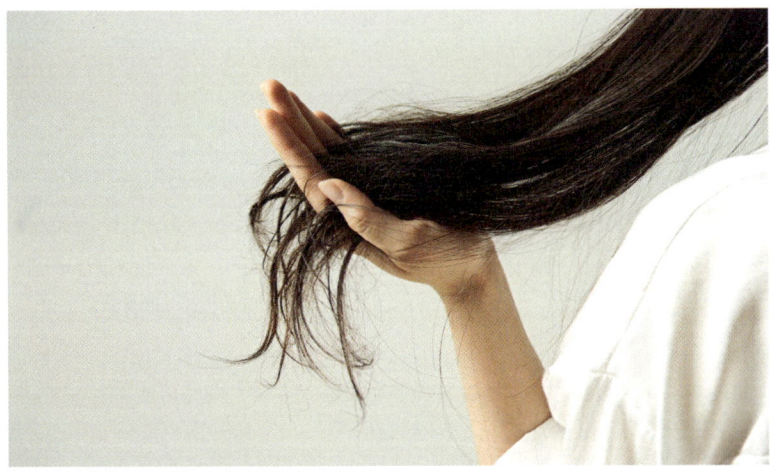

1) 정의

　모발이란 신체에 난 털을 통칭하기도 하지만 주로 사람의 머리에서 자란 털인 머리카락을 지칭한다. 폭넓게는 포유동물이 갖고 있는 각화된 상피세포로 신체의 여러 부위에 나는 실 모양의 원추섬유 다발을 의미한다.
　동물에게 털은 주로 생존에 필요한 기능을 갖지만 사람에겐 기능 외에도 다양한 의미를 갖는다. 라푼젤의 아름다운 긴 머리카락은 외로운 탑과 바깥세상의 이성을 이어 주는 매개체였으며, 괴력의 삼손은 그의 머리카락이 힘의 원천이었다. 우리나라는 유교의 영향으로

'신체발부 수지부모(身體髮膚 受之父母)'라 하여 부모님이 물려주신 머리카락을 귀하게 여겼다. 조선 말기의 단발령에 "내 목은 자를 수 있을지언정 머리카락은 자를 수 없다."라며 일본에 거부했던 최익현에게서도 알 수 있듯이 머리카락은 조선의 전통에 대한 자긍심이었으며 신성한 가치였다. 이처럼 머리카락은 여러 의미와 가치를 나타낸다. 최근에는 염색과 펌으로 다양한 헤어스타일을 연출하여 개인의 개성을 나타내며 미적인 역할과 함께 건강한 모질에 대한 관심이 높아지고 있다.

(1) 모발의 기능

모발은 개인의 미적 만족도와 심리적 안정감에 큰 영향을 미치는 중요한 신체 부위이다. 모발의 건강은 전반적인 신체 건강 상태를 반영하며, 외부 충격 흡수, 자외선으로부터 두피 보호, 추위로부터의 보온을 돕는다.

(2) 모발의 구조

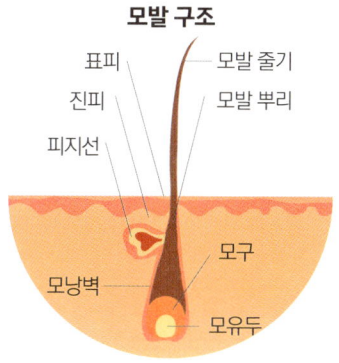

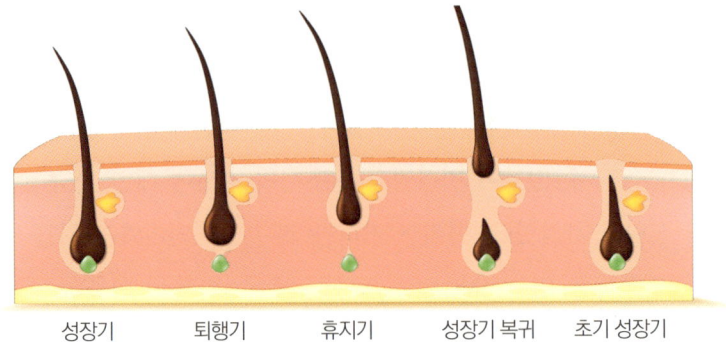

성장기　　퇴행기　　휴지기　　성장기 복귀　　초기 성장기

　모발은 모발 줄기(Hair shaft)와 모근(Hair root)으로 구성되어 있다. 모발의 주요 성분은 케라틴(Keratin) 단백질이고, 이 외에 멜라닌, 지질, 수분, 미량원소로 구성되어 있다.

2) 원인

(1) 모발의 성장

　모발 성장은 주기적으로 이루어지며, 크게 세 가지 단계로 나눌 수 있다.

① 성장기(Anagen)

　모발이 활발하게 자라는 단계로, 약 2~6년 동안 지속된다. 이 시기에 모낭은 활발하게 세포를 분열해 모발을 형성하며, 머리카락이 길어진다.

② **퇴행기(Catagen)**

　성장기가 끝나면 모낭이 서서히 퇴화하는 단계로, 약 2~3주간 지속된다. 이때 모낭의 활동이 멈추고, 모발 성장이 중단된다.

③ **휴지기(Telogen)**

　모발이 빠지기 전의 휴식 단계로, 약 3~4개월간 지속된다. 이 시기 이후 모발은 빠지며 새로운 모발이 자라기 시작한다.

　이 세 가지 주기가 반복되면서 모발이 자란다. 건강한 모발 성장은 영양, 호르몬, 유전적 요인, 생활 습관 등에 의해 영향을 받는다.

(2) 모발의 노화

　모발의 노화는 흰머리 증가, 모발 손실, 강도 및 탄력 감소, 두께 감소, 성장 속도 감소, 윤기 및 질감 저하 등의 변화를 통해 인지할 수 있다. 이러한 모발 노화의 원인으로는 세포의 생장에 따라 자연적으로 발생하는 내인성 노화(Intrinsic aging), 개인의 환경 및 습관에 따른 외인성 노화(Extrinsic aging)로 나눌 수 있다.

　모발 노화 원인으로 알려진 가장 큰 요소는 산화적 스트레스(Oxidative Stress)이다. 체내 노화로 인하여 과산화수소 분비량이 증가하는데, 이 물질이 모발 세포의 DNA에 변이(Mutation)를 유발하여 흰머리 및 탈모를 유발할 수 있다. 그러므로 나이가 들면서 발생하는 모발 변화와 노화를 예방하고 관리하는 것은 매우 중요하다.

① 탈모

모발의 성장기는 2~8년 동안 유지되며, 1~2개월의 쇠퇴기와 2~4개월의 휴지기에 들어간다. 일반적인 정상인의 경우 성장기의 모발이 90 %이지만, 이 비율이 80 % 이하로 떨어지는 하루 평균 50~100개의 모발이 빠지는 경우를 탈모 상태라고 한다.

② 흰머리

흰머리가 생기는 원인은 여러 가지가 있는데, 일반적으로 나이와 유전적 요인, 생활 습관 등이 주요 원인으로 꼽힌다. 흰머리가 생기는 대표적인 원인으로 나이가 들면서 모낭에서 멜라닌 색소를 생성하는 세포의 기능이 저하되기 때문에 흰머리가 생긴다. 멜라닌은 머리카락 색을 결정하는 중요한 요소인데, 이 색소가 줄어들면 머리카락이 흰색이나 회색으로 변하게 된다. 영양소 결핍으로 인한 이유로는 비타민B12, 철분, 단백질 섭취 부족 시 흰머리 발생이 촉진될 수 있다. 특히 비티민B군은 멜라닌 생성에 중요한 역할을 한다. 이 외 유전적 요인, 스트레스, 흡연 등 여러 가지 요인이 있다.

3) 예방

모발 노화와 탈모 예방을 위한 생활 습관으로는 두피 청결 유지와 스트레스 관리, 그리고 충분한 수면이 중요하다. 적절한 샴푸를 사용해 두피의 기름과 불순물을 제거하고, 부드럽게 두피를 마사지하는 세정법이 도움이 된다. 뜨거운 물이나 강한 세정은 두피의 유수분 균형을 무너뜨릴 수 있으므로 피하는 것이 좋다. 또한 스트레스를 받으면 모발 성장 주기가 단축되어 탈모가 촉진될 수 있기 때문에 스트레스 관리는 필수적이다. 규칙적인 운동과 명상으로 스트레스를 관리하고 충분한 수면을 취하는 것이 모발 건강에 도움이 된다. 머리카락을 다룰 때에도 자극을 최소화하고, 염색이나 펌, 그리고 열을 가하는 전자기구 사용은 자주 하지 않는 것이 좋다.

식습관 측면에서는 영양소를 고루 섭취하는 것이 중요하다. 특히 단백질, 비타민B군, 아연은 모발 성장과 유지에 필수적인 성분이다. 단백질은 모발의 주요 구성 요소이므로 충분히 섭취해야 하며, 비타민B군과 아연은 모발의 성장과 두피 건강을 지원한다. 당분이 높은 음식이나 음주는 모발 건강에 악영향을 미칠 수 있으므로 가능한 한 줄이는 것이 좋다. 알코올은 모세혈관을 확장시키고 염증을 유발해 탈모를 촉진할 수 있기 때문이다. 반면 항산화 성분이 풍부한 블루베리, 녹차, 아몬드 등의 식품은 모발 노화를 방지하고 두피 건강을 개선하는 데 도움이 된다. 또한, 충분한 수분 섭취는 두피와 모발의 건조를 방지해 탈모를 예방하는 데 기여할 수 있다.

4) 좋은 식품

(1) 건강식품

① 기장 밀 추출물 [300 mg/일]

기장 밀 추출물은 모발의 윤기, 탄력을 증가시키는 데 도움을 주는 식약처 허가 개별 인정 원료이다. 연구에 따르면 24주간 19세

이상 60세 이하의 성인 남녀가 기장 밀 추출물 300 mg을 섭취했을 때, 대상자 만족도(모발 윤기, 탄력, 굵기 등)가 유의적으로 증가하였다. 또한 12주간 25세 이상 50세 이상 성인 여성이 섭취하였을 때 모발 윤기가 유의적으로 증가하였다.

② **단백질 [50~60 g/일]**

    모발은 주로 케라틴 단백질로 구성되어 있으므로, 충분한 단백질 섭취는 모발 성장과 강도를 유지하는 데 필수적일 수 있다. 또한 과도한 단백질의 결핍은 탈모를 유발할 수 있다. 단백질과 모발에 대한 연구 결과는 다양하나 각자 스트레스, 식습관 등에 따라 명확한 결론을 내리기 어려워 부족하지 않게 섭취하는 것이 바람직하다.

③ **비오틴 [30 μg/일]**

    비오틴은 모발 단백질(케라틴) 합성에 필수적인 비타민으로, 모발 성장 촉진 및 강화에 도움을 줄 수 있다고 알려져 있다. 연구에 따르면, 비오틴 보충제는 모발의 두께와 밀도를 증가시키는 데 효과적이다. 비오틴이 많이 함유된 식품에는 견과류, 콩류, 통곡물, 달걀노른자 등이 있다. 미국 의학 연구소(Institute of Medicine)의 비오틴에 대한 현재 권장량에 따르면 성인의 일일 적정 섭취량(AI)은 하루 30 mcg(μg)이다.

④ 오메가3 [500~2,000 mg/일]

오메가3 지방산은 두피 건강과 모발 탄력성 유지에 중요한 역할을 한다. 염증을 줄이고 혈액순환을 개선하여 건강한 모발 성장을 도와준다. 한 연구에 따르면 6개월간 오메가3, 오메가6 항산화제(생선오일 460 mg, 블랙커런트 시드 오일 460 mg 등)를 함께 섭취하였을 때 모발 밀도를 개선한다는 결과가 있다.

⑤ 콜라겐 [1,000~3,000 mg/일]

콜라겐 보충제는 모발의 두께와 탄력을 증가시키는 데 도움을 준다. 연구 결과, 콜라겐 섭취는 모발의 구조적 무결성을 유지하는 데 유익한 것으로 나타났다.

(2) 일상생활 속 식품

① 고등어 [100 g/일]

지방 함량이 많은 생선(고등어, 연어, 청어 등)은 오메가3 지방산과 단백질이 풍부한 음식이다. 오메가3 지방산은 두피의 혈액순환을 개선하고, 염증을 감소시켜 모발 성장을 지원할 수 있다. 생선 통조림을 샐러드나 샌드위치에 함께 넣거나 통곡물 크래커와 함께 먹으면 영양가 높은 식사가 된다. 오메가3 지방산 보충제를 통해 이를 간편하게 섭취할 수도 있다.

② 견과류 및 씨앗류 [4 g/회, 16 g 미만/일]

견과류 및 씨앗류(호두, 치아씨, 아마씨, 대마씨 등)는 식물성 단백질과 건강한 지방 그리고 섬유소를 다양하게 함유하고 있으며 필수 오메가3 지방산이 풍부하다. 또한 견과류와 씨앗류는 비오틴을 비롯한 다양한 비타민과 미네랄도 함유하고 있어 모발 건강과 전반적인 건강에 도움을 줄 수 있다. 오트밀이나 스무디에 견과류를 넣어 먹거나 통 견과류 자체를 간식으로 간편하게 섭취할 수 있다.

③ 대두 [25~50 g/일]

콩류는 철분과 비오틴 및 동물성 식품에 많이 들어 있는 아연이 풍부하다. 아연은 모발 성장에 도움이 될 수 있다. 대두는 식물성 단백질과 비오틴의 훌륭한 공급원으로, 쪄서 섭취하거나 말린 후 볶을 시 단백질이 풍부한 간식으로 즐길 수 있다.

④ 계란 [1개/일]

계란에는 단백질, 비타민B, 비오틴 등이 풍부하게 포함되어 있다. 단백질은 모발의 주요 성분인 케라틴 형성에 필수적이며, 비오틴은 케라틴 형성을 지원한다.

5) 조리법

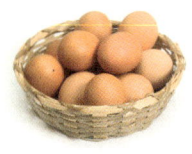 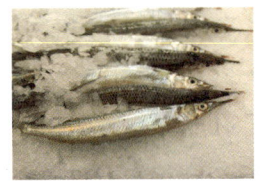 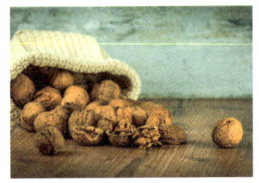

① 계란

계란은 '완전식품'이라고 불릴 만큼 많은 영양 성분과 단백질을 함유하고 있는 식품이다. 다량의 단백질을 함유하고 있기에 모발에 도움이 되지만, 계란 속 흰자에 '아비딘'이라는 성분이 비오틴의 합성을 방해할 수 있기 때문에 가열하여 아비딘 성분을 불활성화하는 것이 중요하다. 그렇기에 가열 조리를 통해 섭취하는 것을 권장하고 가열 섭취를 하였을 때 날계란보다 흡수율이 30 % 이상 높아지고, 기름과 함께 섭취한다면 지용성 비타민의 흡수율도 높일 수 있다.

② 꽁치

꽁치는 고등어와 함께 대표적인 등푸른생선으로 불린다. 등푸른생선인 만큼 다량의 오메가3와 지방산 등을 함유하고 있는데, 꽁치는 생으로 섭취하였을 때보다 구워서 섭취하였을 때 지방산이나 아미노산 등의 함량이 더 높아졌다. 다만 오메가3는 열에 취약한 만큼 장시간 가열 조리는 피해야 하며, 통조림으로 된 꽁치는 지방산, 단백질, 무기질 성분들의 함량이 낮아 생으로 구매하여 섭취하는 것을 권장한다.

③ 호두

호두는 다량의 무기질과 오메가3 등을 함유하고 있고 일상생활에서 간편하게 먹을 수 있다. 호두는 생으로 섭취하는 것과 볶은 것의 영양 성분 차이가 크지 않아 편한 방법으로 섭취하는 것이 좋고, 비타민E를 함께 섭취하면 체내 흡수율이 증가하기에 견과류와 기름 등을 식사에 첨가하여 섭취하는 것도 좋다. 호두유 또한 다량의 불포화지방산과 오메가3를 함유하고 있기 때문에 지용성 비타민을 다량 함유한 채소와 함께 가열 섭취하면 흡수율을 보다 높일 수 있다.

현직자와 함께하는 Q&A

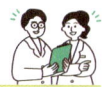

Q1. 모발이 자주 끊어지는 이유는 무엇인가요?

A 모발이 자주 끊어지는 이유는 주로 손상된 모발 구조 때문이다. 과도한 열 사용, 화학적 처리(염색, 파마 등), 잦은 빗질, 그리고 건조한 환경 등이 모발의 큐티클을 손상시켜 끊어짐을 유발할 수 있다. 또한, 영양 부족으로 모발이 약해지면 쉽게 부러질 수 있다. 모발의 건강을 유지하려면 열 사용을 줄이고, 충분한 보습을 해 주는 것이 중요하다.

Q2. 머리를 매일 감는 것이 모발에 해로울까요?

A 머리를 매일 감는 것은 두피와 모발의 상태에 따라 달라질 수 있다. 두피가 기름지거나 땀이 많이 나는 경우 매일 세정하는 것이 오히려 도움이 될 수 있지만, 과도한 세정은 두피의 자연적인 유분을 제거하여 건조함과 자극을 유발할 수 있다. 특히, 건성 두피를 가진 경우라면 세정 주기를 조절하고, 순한 샴푸를 사용하는 것이 좋다.

Q3. 모발이 얇아지는 것을 늦출 수 있는 방법이 있을까요?

A 나이가 들면서 모발이 얇아지는 것은 자연스러운 과정이지만, 이를 늦추는 방법은 있다. 충분한 단백질과 비타민D, B군, 철분 등의

영양소를 섭취하는 것이 도움이 될 수 있으며, 스트레스 관리를 통해 모발 건강을 지킬 수 있다. 또한, 적절한 두피 마사지나 두피 전용 제품을 사용하는 것도 혈액순환을 개선하여 모발 성장에 도움을 줄 수 있다.

Q4. 남성 탈모와 여성 탈모는 차이가 있나요?

A 남성형 탈모는 정수리 부근에서 둥글게 벗겨지거나, 관자놀이 부근에서 이마 양쪽이 M자형 혹은 이마 전체가 벗겨지는 U자형으로 주로 나타난다. 남성 호르몬 안드로젠과 탈모의 유전적 소인이 있어야 한다. 여성형 탈모는 정수리 부근에서 탈모가 나며, 여성 호르몬 에스트로젠을 훨씬 많이 가지고 있어서 완전한 탈모를 유발하기보다는 굵은 머리카락이 다량이 빠져 숱 자체가 적어지는 것이다.

Q5. 흰머리가 날 때 가려운 이유가 있나요?

A 두피의 모낭과 모발에 영양 공급이 되지 않아 멜라닌 색소의 불균형으로 흰머리가 생긴다. 흰머리 생성은 주로 스트레스와 두피와 모발의 노화가 동반되는데, 모발은 윤기가 사라지면서 피지 분비량은 줄고 두피가 얇고 건조해진다. 두피의 수분 밸런스가 맞지 않아 두피가 건조해지면서 가려움증도 같이 생긴다.

Q6. 기능성 샴푸와 미스트가 지루성 두피에 도움이 되나요?

A 지루성 피부염은 두피가 가렵고 비듬이 생기며 피지가 과다 분비 되어 생긴다. 두피에 유분기가 많고 모공에 과산화지질이 쌓여 모공이 막혀 있다. 기능성 두피 샴푸와 미스트를 사용하면 각질과 피지가 거의 제거되고, 지성 두피에 수분을 증가시켜 지루성 두피가 개선된다.

Q7. 모발 관련 건강 지향 식품을 먹으면 흰머리도 줄어들 수 있나요?

A 안타깝게도 흰머리는 대부분 노화나 유전적 요인과 관련이 있어, 건강기능식품만으로 완전히 해결할 수는 없다. 하지만 모발의 색소를 유지하는 데 필요한 비타민B12, 구리, 판토텐산 등의 성분이 부족할 경우 흰머리가 더 빨리 생길 수 있다.

참고 문헌

1. Patel DP et al., A review of the use of biotin for hair loss, Skin appendage disorders, 2017;3(3):166-169.
2. Subcommittee on Upper Reference Levels of Nutrients et al., Dietary reference intakes for thiamin, riboflavin, niacin, vitamin B6, folate, vitamin B12, pantothenic acid, biotin, and choline, 2000.
3. Sultana N et al., Efficacy and Safety of Omega 3 Fatty Acid in the Treatment of Telogen Effluvium in Middle Aged Women, Medico Research Chronicles, 2023;10(2):163-168.
4. Pappelbaum KI et al., Revealing novel insights on how oral supplementation with collagen peptides may prevent hair loss: Lessons from the human hair follicle organ culture, Journal of Functional Foods, 2024;116:106124.
5. Le Floc'h C et al., Effect of a nutritional supplement on hair loss in women, J Cosmet Dermatol, 2015;14(1):76-82.
6. Zinc - Health Professional Fact Sheet, Accessed September 4, 2023.
7. 건강기능식품 기능성 평가 가이드라인: 모발 건강에 도움 편, 2021, 식품의약품안전처.
8. In brief: What is the structure of hair and how does it grow?, InformedHealth.org [Internet], 2023. (https://www.ncbi.nlm.nih.gov/books/NBK546248/)
9. 기능성 화장품 기준 및 시험방법[시행 2020. 12. 30.] [식품의약품안전처고시 제2020-132호, 2020. 12. 30. 일부 개정].
10. 최광성, 한국인의 두피모발 특성과 남성형탈모증, Journal of the Korean Medical Association, 2013;56(1):45-54.
11. Guo EL et al., Diet and hair loss: effects of nutrient deficiency and supplement use, Dermatology practical & conceptual, 2017;7(1):1.
12. Cook JD et al., Effect of ascorbic acid intake on nonheme-iron absorption from a complete diet, The American journal of clinical nutrition, 2001;73(1):93-98.
13. Evenepoel P et al., Digestibility of cooked and raw egg protein in humans as assessed by stable isotope techniques, The Journal of nutrition, 1998;128(10):1716-

1722.

14. Foster M et al., Effect of vegetarian diets on zinc status: a systematic review and meta-analysis of studies in humans, Journal of the Science of Food and Agriculture, 2013;93(10):2362-2371.

15. BASTÍAS JM et al., Determining the effect of different cooking methods on the nutritional composition of salmon (Salmo salar) and chilean jack mackerel (Trachurus murphyi) fillets, PloS one, 2017,12(7):e0180993.

16. Drouin-Chartier JP et al., Egg consumption and risk of cardiovascular disease: three large prospective US cohort studies, systematic review, and updated meta-analysis, BMJ, 2020;368:m513.

17. Erdman Jr JW, Soy protein and cardiovascular disease: a statement for healthcare professionals from the nutrition committee of the AHA, Circulation, 2000;102(20):2555-2559.

18. 식품과 건강, MDS Korea. (http://mdskorea.co.kr)

19. Yang EJ et al., Nutritional roles and health effects of eggs, Journal of Nutrition and Health, 2014;47(6):385-393.

20. 국가표준식품성분표 '꽁치', 농식품올바로, 농촌진흥청 국립농업과학원. (https://koreanfood.rda.go.kr)

21. 알고 먹으면 더 좋은 영양제 궁합, 국민건강보험일산병원. (https://www.nhimc.or.kr)

22. 국가표준식품성분표 '호두', 농식품올바로, 농촌진흥청 국립농업과학원. (https://koreanfood.rda.go.kr)

23. 김다희 외 1명, 탈모가 인상형성 및 대인불안에 미치는 영향, 대한피부미용학회지, 2010.

24. 이지민 외 1명, 샴푸와 미스트가 지루성 지성두피에 미치는 영향, 아시안뷰티화장품학술지, 2014.

25. Almohanna HM et al., The role of vitamins and minerals in hair loss: a review, Dermatology and therapy, 2019;9(1):51-70.

26. Guo EL et al., Diet and hair loss: effects of nutrient deficiency and supplement use, Dermatology practical & conceptual, 2017;7(1):1.

27. Nishimura EK, Melanocyte stem cells: a melanocyte reservoir in hair follicles for

hair and skin pigmentation, Pigment cell & melanoma research, 2011;24(3):401-410.
28. Zempleni J et al., Bioavailability of biotin given orally to humans in pharmacologic doses, The American journal of clinical nutrition, 1999;69(3):504-508.

9. 체지방

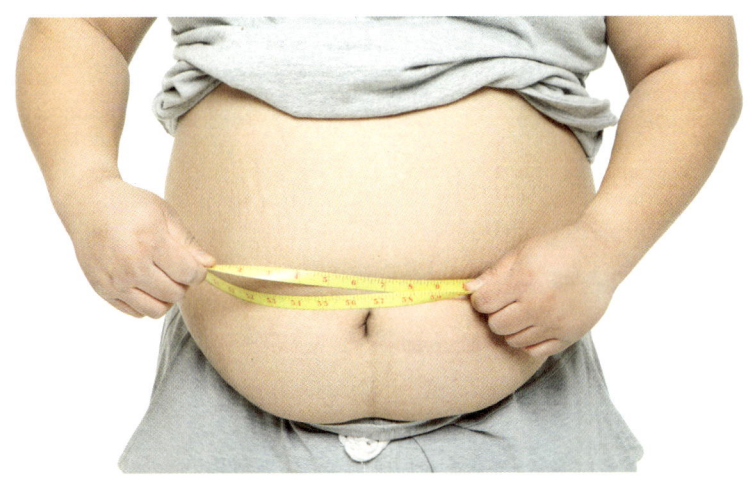

1) 정의

체지방이란 몸속에 있는 지방의 양을 의미하는데, 식품을 통해서 섭취되거나 간과 같은 체내 조직에서 합성이 된다. 체지방은 크게 피하지방(Subcutaneous fat)과 내장지방(Visceral fat)으로 구분할 수 있고, 피하지방은 피하조직에 저장되어 있는 지방을 말하며 내장지방은 복강 안쪽의 내장 사이에 저장되어 있는 지방을 말한다. 또한 복부지방(Abdominal fat)은 복부의 내장지방과 피하지방을 통칭하는 말이다.

지방은 우리 몸의 3대 영양소로서 중요한 역할을 수행하는데 주요 에너지원임과 동시에 체지방으로 에너지를 저장한다. 우리 몸은 36.5 ℃의 체온 유지가 중요하다. 체지방은 체온 유지를 위한 단열재 역할을 하며 외부 충격으로부터 내부 장기를 보호하고 다양한 신진대사에도 관여한다.

최근 비만과 다이어트에 대한 관심이 높아지며 체지방이 중요시되고 있다. 단순히 몸무게의 수치를 줄이고 몸의 부피를 줄여 마른 몸을 지향하기보다 체지방을 적정량 유지하고 근육량을 늘려 탄탄하고 건강한 몸매를 추구한다.

체지방이 높으면 당뇨병, 심뇌혈관질환, 암 등 다른 질병을 유발하며 정서적 문제와 삶의 질 저하 및 활발한 사회활동에도 지장을 일으켜 많은 선진국에서는 사회적, 국가적 차원의 문제로까지 대두되고 있다. 세계보건기구(WHO)에서 1996년에 비만 자체를 질병으로 규정하였으나 아직 우리나라에선 비만을 미용적인 부분과 개인의 문제로만 치부하는 경향이 있다.

2) 원인

체지방이 생기는 원인은 여러 가지 요인에 의해 결정되며, 주로 에너지 섭취와 소비의 불균형과 관련이 있고, 이 외 운동 부족, 유전적 요인, 호르몬 불균형, 스트레스와 수면 부족, 나이, 알코올 섭취 등의 이유가 있다.

(1) 과도한 칼로리 섭취

① 에너지 불균형

　체내로 들어오는 칼로리가 소비되는 칼로리보다 많을 때, 남는 에너지가 체지방으로 저장된다. 특히 고지방, 고당분 식품의 과다 섭취는 체지방 축적을 빠르게 유도한다.

② 음식의 영양 밀도

　가공식품이나 패스트푸드와 같은 열량이 높고 영양소가 부족한 음식은 체내 지방 축적을 증가시킨다.

(2) 운동 부족

① 비활동적인 생활

　운동이 부족하면 칼로리 소비량이 줄어들어 에너지 소비가 느려진다. 이로 인해 남은 에너지가 지방으로 전환된다.

② 근육량 감소

　근육은 칼로리를 많이 소모하는 조직인데, 운동이 부족하면 근육량이 감소하면서 기초대사량도 떨어져 체지방이 쉽게 증가한다.

(3) 잘못된 식습관

① 불규칙한 식사

　식사를 건너뛰거나 너무 늦게 먹으면 신진대사가 비효율적으로 작동해 체지방 축적이 촉진될 수 있다.

② 과도한 당분 섭취

과도한 당분 섭취는 체내에서 지방으로 전환되기 쉬워, 체지방 증가의 중요한 요인 중 하나이다.

③ 야식

늦은 시간에 먹는 음식은 지방으로 축적될 확률이 높으며, 특히 복부지방 증가에 영향을 미친다.

(4) 수면 부족

① 호르몬 변화

수면 부족은 식욕을 조절하는 호르몬인 렙틴과 그렐린에 영향을 미쳐, 식욕이 증가하고 체지방이 축적되기 쉽다.

② 신진대사 저하

잠을 충분히 자지 않으면 신체의 에너지 소비가 줄어들고, 체지방이 축적될 가능성이 높아진다.

(5) 약물의 영향

항우울제, 스테로이드, 당뇨 치료제 등 일부 약물은 체중 증가 및 체지방 축적을 일으킬 수 있다. 이 외에 유전적 요인, 호르몬 불균형, 나이와 대사율 저하, 사회적 및 심리적 요인 등 체지방은 다양한 요인에 의해 증가할 수 있다.

따라서 체지방 관리를 위해서는 적절한 식단 조절 규칙적인 운동, 충분한 수면, 스트레스 관리 등이 필수적이다. 또한 개인의 체질이나 건강 상태에 맞는 전략을 세우는 것이 중요하다.

3) 예방

비만을 예방하기 위한 생활 습관으로는 규칙적인 신체 활동, 충분한 수면, 그리고 스트레스 관리가 중요하다. 꾸준한 운동은 체중 조절에 필수적이며, 걷기, 자전거 타기, 조깅 등의 일상적인 활동이 체지방 감소에 효과적이다.

한국비만학회에 따르면, 남성의 39.9 %, 여성의 16.5 %가 비만에 속하며, 과체중 비율이 시간이 지날수록 증가하고 있다. 또한, 한국인의 운동 부족률이 58.1 %에 달할 정도로 높아 비만을 예방하기 위해 신체 활동을 늘려야 한다. 지방 감량을 위해 중강도에서 고강도의 운동이 권장되며, 자전거 타기, 등산, 축구 등의 활동이 이에 해당한다. 더불어, 충분한 수면이 부족하면 식욕을 조절하는 호르몬이 불균형을 일으켜 체중 증가를 유발할 수 있다. 연구에 따르면, 하루 5시간 이하의 수면을 취할 경우 복부 비만의 위험이 1.5배 증가하는 것으로 나타났다. 따라서 매일 7시간 이상의 수면을 취하는 것이 중요하다.

식습관 측면에서는 균형 잡힌 식사와 적절한 칼로리 섭취가 필수적이다. 당분이 많은 음료나 패스트푸드는 체중 증가의 원인이 될 수 있으므로 이를 제한하고, 섬유질이 풍부한 채소, 과일, 통곡물, 그리고 단백질이 많은 음식(생선, 두부, 닭가슴살 등)을 섭취하는 것이 좋다. 과도한 지방 섭취는 체지방으로 축적이 될 수 있으므로 적절히 조절해야 한다. 특히, 술은 1 g당 7 kcal의 높은 열량을 지니고 있으며, 알코올은 포도당 대사에 영향을 미쳐 체지방 증가를 촉진시킬 수 있으므로 적정량만 섭취하는 것이 바람직하다. 과일과 채소는 식이섬유와 비타민이 풍부해 포만감을 주면서도 열량이 낮아 체중 관리에 도움이 되며, 균형 잡힌 식습관을 통해 비만을 예방할 수 있다.

4) 좋은 식품

(1) 건강식품

① 카테킨 [0.3~1 g/일]

카테킨은 천연 항산화 성분인 폴리페놀의 한 종류로서 체내 지질 대사를 억제시키고, 지방이 축적되는 것을 방지한다. 또한 항산화 작용을 통해 활성산소의 생성 및 효소작용을 억제시켜 노화를 방지하는 한편 생리 기능을 활발하게 하여 고혈압, 동맥경화 등의 발병률을 낮출 수 있다. 다양한 기능을 하는 카테킨은 주로 차 성분에 다량 함유되어 있다. 한국식품영양과학회지 연구에 따르면, 녹차 카테킨은 혈청에서 중성지방 및 동맥경화지수, 총콜레스테롤을 감소시키고, 세포 수 감소를 유도해 비만을 억제시키는 효과가 확인되었다.

② 클로로겐산 [245 mg/일]

　클로로겐산은 '그린 커피빈 추출물'의 지표성분으로 지방산 합성을 감소시키며 지방 분해를 촉진한다. 클로로겐산을 통해 에너지 발생 효소를 활성화하면서 체내 에너지를 유지시켜 주며, 혈압을 낮추는 데 도움을 줄 수 있다.

③ 공액리놀레산 [1.4~4.2 g/일]

　공액리놀레산은 불포화지방산의 중 리놀레산의 한 종류로서, 다른 불포화지방산과는 달리 체지방을 감소시킨다. 지방세포를 조절함으로써 지방세포의 부피와 세포의 수를 감소시키고, 지방조직에서 분비된 사이토카인인 아디포카인과 기타 사이토카인을 조절하고, 지방산 산화 과정을 증가시켜 체지방을 감소시키는 데 도움을 준다.

④ 단백질 [55 g/일]

　단백질은 지방과 함께 몸을 구성하는 주요 영양소 중 하나이며, 몸에서 다양한 기능을 하고 있는데 단백질을 보충함으로써 지방이 적어졌을 때 열량을 낼 수 있고, 식품 섭취를 통한 포만감 및 에너지를 생성할 수 있다. 단백질 섭취를 통해 체지방 감량과 보존에 도움을 줄 수 있고, 신체 조성 개선을 통해 체지방 감량을 기대할 수 있다.

⑤ 식이섬유 [25 g/일]

　식이섬유는 다양한 식품에 존재하는데, 포만감을 지속시켜 과한 섭취를 억제할 수 있도록 도와주고 식후에 당분이 몸속에서 흡수되는 속도를 조절하여 체지방이 축적되는 것을 방지할 수 있다. 또한 몸속 노폐물이 잘 빠져나갈 수 있게 배출을 원활하게 하는 데 도움을 주며 장의 연동운동을 도와준다.

(2) 일상생활 속 식품

① 양배추 [100~150 g/일]

과일과 채소는 비타민, 무기질과 같은 영양소가 풍부하고, 포만감을 줄 수 있어 체지방 감소에 큰 도움을 줄 수 있다. 양배추와 샐러리 같은 채소는 식이섬유가 풍부하여 체지방이 축적되는 것을 방지할 수 있고, 양상추와 같은 채소는 수분이 많고, 포만감을 주어 다량의 식사를 방지할 수 있다.

② 미역 [건조 미역 기준 5~10 g/일]

미역에는 100 g당 조단백질 22.6 g, 지방 2 g이 함유되어 있다. 이처럼 단백질이 많고 지방이 적어 체지방 감소에 도움을 줄 수 있고, 다량의 무기질이 들어 있어 체내 건강에 도움을 준다. 또한 미역 추출 성분인 '잔티젠'은 체지방 감소에 도움을 줄 수 있는 개별 인정형 원료로 인정을 받은 바가 있다. 추가로 우무의 경우 바다에서 생성된 우뭇가사리를 묵의 형태로 만든 것인데 대부분이 물로 이루어져 있고 열량이 낮고 포만감을 주어 체지방 감량에 큰 도움을 준다.

5) 조리법

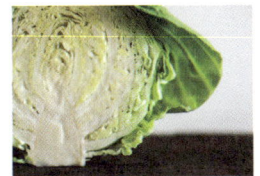 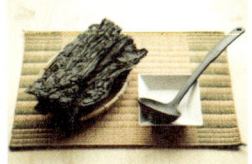 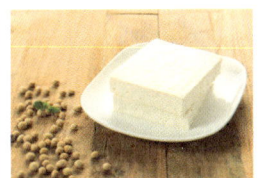

① 양배추

양배추는 다양한 요리에 활용되는 채소로서, 식이섬유와 무기질 성분이 풍부하며, 항산화 물질 또한 다량 함유하고 있다. 양배추가 가진 항산화 물질의 흡수율을 높이려면 끓는 물을 쓰는 조리법을 사용하게 될 시 수용성 물질이 빠져나갈 수 있기 때문에 스팀을 이용하거나 적은 양의 물을 사용하여 전자레인지를 이용한 가열 방법이 좋다. 또한 장시간 가열할수록 영양소가 감소하는 경향을 보이기 때문에 장시간 가열을 피하고, 짧게 조리하는 것을 권장한다. 다만, 양배추는 체지방 감소에 도움을 주는 식이섬유를 다량 함유하고 있는데 과도하게 섭취할 시 단백질이나 무기질의 흡수를 방해하기 때문에 적당량 섭취를 해야 한다.

② 미역

미역은 칼로리가 적고, 무기질과 같은 영양가가 풍부한 식재료로 알려져 있다. 미역은 칼로리가 적지만 포만감을 줄 수 있고, 생미역과 건조한 미역의 영양소가 유의미한 차이를 보이지 않는데 지용성 비타민인 비타민A와 E를 함유하고 있기에 기름에 볶아서 섭취하는 것을 권장한다. 다만 장시간 가열 시 미역이 가진 칼륨과 요오드 같은 무기질이 다량 손실될 수 있기 때문에 장시간 가열 조리는 피하는 것이 좋다.

③ 두부

두부는 다량의 단백질을 함유한 식품으로서 대표적인 식물성 단백질 식품으로 꼽힌다. 두부는 단백질 흡수율이 높고, 보다 많은 두부의 단백질을 섭취하려면 수분이 많은 연두부나 순두부보다 일반 두부, 건두부와 같은 식품으로 섭취하는 것이 좋다. 그중 건두부는 단백질 함량이 높고, 포만감을 줄 수 있어 국수와 같은 식사 대용으로 섭취 시 좋은 체지방 감소 식품이 될 수 있다.

현직자와 함께하는 Q&A

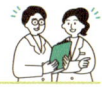

Q1. 체지방 감소에 도움을 줄 수 있는 성분들을 교차로 먹어도 되나요?

🅐 여러 성분들을 같이 먹는다고 해서 효과가 중첩되는 것은 아니며, 한꺼번에 섭취했을 경우 간 수치 급등 등 이상 증세가 발생할 수 있다. 성분들을 중복되지 않으며 일일섭취량에 맞추어 섭취하는 것이 가장 중요하다.

Q2. 제로슈거를 먹는 게 일반 식품을 먹는 것보다 체지방 감소에 도움이 되나요?

🅐 설탕을 섭취해야 할 상황에서 설탕 대신에 대체 당을 사용한 제품으로 적정량을 지켜 섭취하는 건 일부 도움이 될 수 있다. 다만, 최근 세계보건기구(WHO)에서 2023년 발표한 지침에 따르면 무당/논슈거(NSS, Non-Sugar Sweeteners)를 체중 조절용으로 사용하지 말 것을 권고했고, 장기적 이점이 없음을 발표했다. 필수 식이 요소가 아니고 영양학적 가치가 크게 없기 때문에 체지방 감소와는 관련이 없어 큰 도움이 되지 않는다.

Q3. 화장품으로 체지방을 감소시킬 수 있나요?

🅐 화장품의 사용만으로 체지방을 감소시키기는 어렵다. 화장품은

의약품이 아니기에 '체지방 감소', '셀룰라이트 파괴' 등과 같은 의약품으로 오인할 수 있는 상품에 대해 주의해야 한다. 식약처에서는 화장품에 대해 '다이어트' 등에 대한 효능이나 효과를 공식적으로 인정한 적 없기에 보다 특별한 주의가 필요하며, 오해를 유발하거나 현혹하게 만드는 제품들은 구매를 자제해야 한다.

Q4. 체질량 지수가 높게 나와 살을 빼려고 하는데 어느 정도 목표를 두고 감량하는 것이 좋을까요?

A 치료 목적으로 체중을 줄이려고 할 경우 현재 체중에서 5~10 %를 6개월 정도의 장기간 동안 감량을 목표로 하는 것이 좋다. 장기간 시간을 두고 체중을 감량할 경우 감량한 체중이 잘 유지되고 요요 현상이 적고, 혈당, 혈압 수치를 개선시킬 수 있다.

Q5. 채소만 먹으면서 체지방을 줄여도 괜찮나요?

A 체지방 감량을 위해 하루 세끼를 채소만으로 채우는 식단은 몸에 필요한 영양소를 제공하지 못하고 있기 때문에 바람직하지 않다. 채소는 먹는 양보다 열량이 적어 체중감량에는 도움이 될 수 있지만 특정 영양소 결핍으로 건강에 해로울 수 있다. 균형 있는 영양소를 섭취하기 위해서는 동물성 식품과 함께 섭취하는 것이 좋다.

Q6. 체지방 감소를 위해 간헐적 단식을 하는 것이 효과적일까요?

A 간헐적 단식은 일정 시간 동안 음식을 섭취하지 않고, 나머지 시간 동안만 음식을 먹는 방식으로 체지방 감소에 효과적일 수 있다. 연구에 따르면, 간헐적 단식이 칼로리 섭취를 자연스럽게 줄이고, 지방 산화 및 대사 개선에 긍정적인 영향을 미칠 수 있다는 결과가 있다. 그러나 개인의 식습관이나 생활 패턴에 따라 효과가 달라질 수 있으며, 과도한 단식은 영양 부족으로 이어질 수 있으므로 주의가 필요하다.

Q7. 체지방 감소를 위해 공복에 유산균을 먹으면 효과가 더 좋을까요?

A 공복에 유산균을 섭취하면 장에 도달하는 유산균의 생존율이 높아져 장내 환경 개선에 더 도움이 될 수 있다. 장 건강이 개선되면 소화가 원활해지고 대사기능이 좋아져 체지방 감소에 간접적인 도움이 될 수 있다. 하지만 체지방 감소를 위한 직접적인 효과는 제한적이며, 유산균 섭취와 함께 식이 조절과 운동을 병행하는 것이 더 효과적이다.

참고 문헌

1. 건강기능식품 기능성 평가 가이드, 체지방 감소에 도움을 줄 수 있음 편, 식품의약품안전처, 2019.
2. 비만과 당뇨의 상관관계, 건강iN 매거진, 2014. (https://www.nhis.or.kr/magazin/88/html/sub_04.html)
3. 체중감소 시도율(과체중이상)(성/연령별), 통계DB조회, 한국여성정책연구원. (https://gsis.kwdi.re.kr/statHtml/statHtml.do?orgId=338&tblId=DT_LCD_D005&conn_path=I3)
4. Jeon HO, Relations of self-assertiveness, self-esteem, depression and abnormal eating attitudes among female university students with weight control experience. Journal of the Korea Academia-Industrial cooperation Society, 2014;15(4):2207-2216.
5. Youn Y et al., Clinical information on green tea extract used for weight loss, Korean Journal of Clinical Pharmacy, 2018;28(4):342-346.
6. 비만의 원인, 대한비만학회. (https://general.kosso.or.kr/html/?pmode=obesity-Cause)
7. Kwon MH et al., Analysis of body fat mass index for korean adults, Korean Journal of Family Practice, 2021;11(1):81-5.
8. 한국인 열에 여섯이 '운동부족'…세계최상위권, 곽노필의 미래창, 한겨레. (https://www.hani.co.kr/arti/science/science_general/1146876.html)
9. 이규석 외 2명, 한국 성인 남성에서 수면 시간이 복부 비만에 미치는 영향: 제7기 국민건강영양조사 1, 2 차년도(2016-2017) 분석 결과, Korean Journal of Family Practice, 2020;10(4):279-283.
10. 공액리놀레산, 약물백과, 약학정보원. (https://www.health.kr/Menu.PharmReview/View.asp?PharmReview_IDX=8144)
11. '뱃살' 감량 도와주는 영양소 4가지, 헬스조선. (https://health.chosun.com/svc/news_view.html?contid=2021102200821)
12. Kim EM et al., Dietary protein and obesity, The Korean Journal of Obesity, 2008;17(3):101-9.

13. 우리나라수산가공품, 수협뉴스. (https://www.suhyupnews.co.kr/news/articleView.html?idxno=25695)
14. 다이어트 해결사 '우뭇가사리' FSIS 수산물안전정보, 사단법인한국수산회. (fsis.go.kr/front/contents/cmsView.do?cate_id=0301&cnts_id=20710&select_list_no=1)
15. Murillo G et al., Cruciferous vegetables and cancer prevention, Nutrition and cancer, 2001;41(1-2):17-28.
16. Hwang ES et al., Impact of cooking method on bioactive compound content and antioxidant capacity of cabbage, Korean journal of food science and technology, 2015;47(2):184-190.
17. 신동화, 식품 중 식이섬유(Dietary fiber)의 의미와 기능성 고찰: 식이섬유의 특성과 기능을 중심으로: 식이섬유의 특성과 기능을 중심으로, 식품과학과 산업, 2019;52(1):84-99.
18. 국가표준식품성분표 '미역', 농식품올바로. (https://koreanfood.rda.go.kr/kfi/fct/fctFoodSrch/list)
19. "단백질 많이 먹으면 근육 더 생길까?"…단백질에 대한 오해 3, 일산복음병원 건강칼럼. (http://www.isgh.co.kr/Module/News/News.asp?MODE=V&SRNO=28825)
20. 국가표준식품성분표 '두부', 농식품올바로. (https://koreanfood.rda.go.kr/kfi/fct/fctFoodSrch/list)
21. 이순재 외 3인, 고지방 식이로 유도된 비만쥐에서 녹차 Catechin이 체지방 조성 및 지방조직에 미치는 영향, 한국식품영양과학회지, 2007;36(5):540-7.
22. Park S et al., Probiotics for weight loss: a systematic review and meta-analysis. Nutrition research, 2015;35(7):566-75.
23. Petridou A et al., Exercise in the management of obesity, Metabolism, 2019;92:163-9.

10. 네일

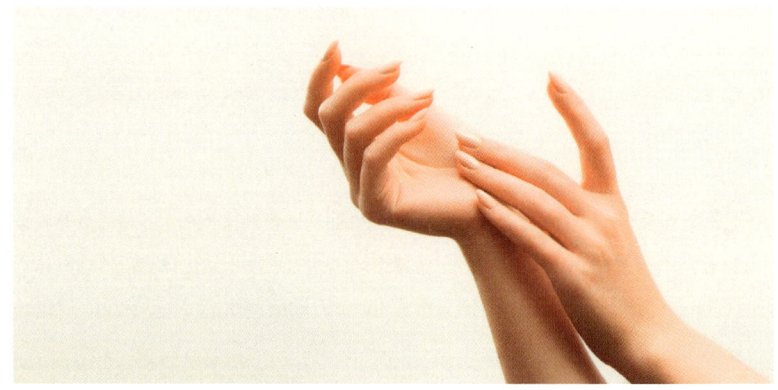

1) 정의

　네일(Nail)은 손톱(Fingernail)과 발톱(Toenail)을 총칭하는 단어로, 주로 네일아트(Nail art)처럼 'Nail'이 동일하게 사용되는 표현에 사용된다.

　예로부터 손발톱은 다양한 장식으로 사회적인 지위를 나타냈다. 중국에서는 귀족들이 네일아트를 통해 신분을 과시하였고, 유럽 중세시대에는 전쟁터에 나가는 군 지휘관들이 손톱에 색을 칠해 용맹함을 나타내었다고 한다. 우리나라는 봉숭아꽃으로 손발톱을 붉은 색으로 물들여 꾸미는 네일아트의 역사가 있다.

　최근에는 아름다움을 표현하는 수단으로서의 관심이 더욱더 많아져 머리카락이나 두피를 관리하는 헤어샵만큼이나 손발톱을 관리하는 네일샵도 대중적으로 많아졌다.

이러한 미용적인 수단 외에 기능적으로도 네일은 중요한데, 무리한 네일아트나 영양 부족으로 인하여 건강하게 유지하지 못하면 손발톱이 갈라지거나 부서져 제 기능을 못하게 된다. 사물을 짚을 때나 가볍게 긁는 행위를 할 때에도 손끝을 제대로 보호해 주지 못해 일상생활이 불편해질 수 있다. 또한 건강하지 않은 손톱과 발톱은 네일아트를 해도 오래 유지할 수 없으며, 갈라지고 변색된 네일은 제대로 다듬지 않은 것처럼 지저분해 보인다. 그러므로 건강한 네일 관리는 미용적으로도 기능적으로도 중요하다.

2) 원인

손톱 건강은 종종 우리의 영양 상태와 밀접하게 연결되어 있다. 손톱이 약해지거나 쉽게 부서지며 색이 변하는 등의 문제는 특정 영양소가 부족할 때 발생할 수 있다.

손톱은 주로 단백질의 일종인 케라틴으로 구성되어 있다. 단백질이 부족하면 손톱이 얇아지고 쉽게 깨질 수 있다. 또 비타민B군이 결핍된 경우에도 손톱이 약해질 수 있다. 특히 비오틴이 부족하면 손톱이 약해지고 깨지기 쉬운 상태가 된다.

그리고 철분이 부족하면 손톱이 얇아지거나 수저 모양으로 오목해지는 '스푼 네일' 증상이 나타날 수 있다.

이 외 아연과 칼슘 부족 시에도 손톱이 약해진다. 아연은 세포 재생과 면역기능에 중요한 역할을 하고 손톱의 성장을 돕는다. 아연이 부족하면 손톱에 흰 점이 나타나거나 손톱 성장이 느려질 수 있다. 칼슘은 뼈와 손톱의 건강에 중요한 영양소다. 칼슘이 부족하면 손톱이 쉽게 깨지거나 갈라질 수 있다.

영양소가 부족해서 나타나는 손톱 문제는 균형 잡힌 식단과 건강한 생활 습관을 통해 개선될 수 있다. 꾸준히 다양한 영양소를 섭취하면서 손톱 건강을 지키는 것이 중요하다.

3) 예방

손톱 건강을 유지하기 위한 생활 습관으로는 적절한 손톱 관리, 충분한 보습, 그리고 외부 손상 예방이 중요하다. 손톱을 지나치게 짧게 자르거나 물어뜯는 습관은 손톱 층의 손상을 유발할 수 있으므로, 손톱을 적당한 길이로 유지하며 손톱깎이를 사용해 깔끔하게 관리하는 것이 좋다. 손톱을 무리하게 사용하는 습관을 피하고, 특히 청소나 설거지 시에는 고무장갑을 착용해 화학물질과의 접촉을 줄이는 것이 필요하다. 또한, 손톱 주변의 각질과 피부를 충분히 보습해 손톱이 건조해지는 것을 예방하고, 건강한 발육을 도울 수 있다.

식습관 측면에서는 단백질, 비타민, 미네랄 섭취가 중요하다. 손톱은 케라틴이라는 단백질로 이루어져 있으므로 단백질을 충분히 섭취하는 것이 필수적이다. 계란, 생선, 콩류, 두부와 같은 고단백 식품은 손톱 발달에 도움이 된다. 또한 비타민A, C, E와 같은 항산화 성분이 풍부한 채소와 과일을 섭취하면 손톱을 보호하고 건강하게 유지하는 데 효과적이다. 아연과 같은 미네랄 역시 손톱의 튼튼함을 유지하는 데 필요하며, 견과류, 해조류, 굴 등에서 쉽게 얻을 수 있다. 균형 잡힌 식단을 통해 손톱을 보호하고 건강하게 유지할 수 있다.

4) 좋은 식품

현재 국내에서는 손발톱에 대한 건강기능식품이 식품의약품안전처로부터 인정받은 바가 없으나, 해외에서는 콜라겐, 비타민 및 미네랄 등의 영양제가 모발 및 손발톱에 효과가 있는 것으로 관련 영양제가 많이 판매되고 있다.

(1) 건강식품

식품의약품안전처에서는 신규 기능성으로 네일 강화에 대한 기능성을 고려하고 있으나 아직까지 기능성으로 인정받은 건강기능식품 원료는 없다.

① 비오틴 [9~900 µg/일]

비오틴은 앞서 모발에 도움이 된다고 소개되었으며 비타민B군에 속해 '비타민B7' 또는 '비타민H'라고도 불린다. 이는 엘라스틴과 콜라겐 합성을 유도하고, 케라틴 단백질 형성을 촉진해 손톱 두께와 단단함에 도움을 준다. 비오틴은 필수 영양 성분이지만 체내에 저장되지 않아 주기적으로 섭취해야 한다. 식품의약품안전처에 따르면 비오틴의 일일권장섭취량은 9~900 μg이다.

② L-시스테인 [500~600 mg/일]

L-시스테인은 필수 아미노산으로 케라틴 단백질 합성에 필요한 성분이다. 또한 글루타치온의 전구체로 알려져 있어 항산화에 도움을 줄 수도 있다. 일일권장섭취량은 500~600 mg으로 알려져 있다. 천식, 당뇨 등의 기저질환이 있는 환자는 복용하면 안 되고 공복에 복용할 시 속 쓰림이 유발된다.

③ 콜라겐 [1,000~3,000 mg/일]

콜라겐은 단백질의 일종으로 뼈와 피부, 머리카락 및 손발톱에도 분포되어 있다. 콜라겐은 수분을 유지시켜 주는 역할을 하며, 이로 인해 손발톱이 단단하고 유연해져 쉽게 깨지거나 부서지지 않도록 도움을 준다.

(2) 일상생활 속 식품

① 콩 [25 g/일]

케라틴이라는 단백질로 구성되어 있는 손톱은 단백질 섭취가 충분히 이루어져야 단단하고 건강하게 유지된다. 콩은 대표적인 식물성 단백질의 공급원이며, 비타민B7(비오틴)이 함유되어 있어 손톱이 부러지거나 갈라지는 것 예방에 좋다.

② 연어 [100~150 g/일]

연어는 오메가3 지방산, 비타민B12가 풍부하여 손톱의 수분 및 강도 유지에 도움을 준다. 오메가3 지방산은 염증을 줄이고 손톱을 탄력 있게 만들어 준다. 주에 2~3회 섭취를 권장한다.

③ 달걀 [1개/일]

달걀은 손톱의 주성분인 케라틴 형성에 필수적인 단백질과 비오틴이 풍부하게 함유되어 있으며, 단백질과 비오틴은 손톱의 성장과 강도에 도움을 준다.

5) 조리법

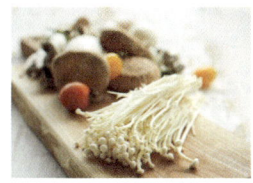 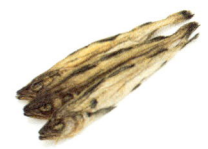 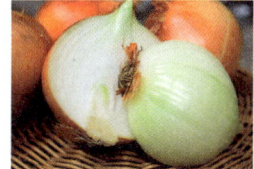

① 달걀

달걀은 조리법이 다양한 음식이다. 달걀은 완전식품으로 다양한 영양소가 있으며 특히, 달걀의 흰자는 단백질이 풍부하고 노른자의 비타민A, B, D, E 및 철분이 다량 함유되어 있어서 손톱의 필수적인 단백질을 보충할 수 있다. 특히 달걀을 삶아 먹으면 비타민 등의 손실을 최소화할 수 있다.

② 버섯

　버섯은 활용도가 다양한데, 버섯에는 다량의 비오틴이 함유되어 있어 케라틴 합성에 도움을 줄 수 있다. 그중 팽이버섯이 다른 버섯들에 비해 비오틴의 함량이 가장 높았으며, 조리를 하는 것보다 생으로 먹는 것이 함량이 가장 높았다. 버섯에 존재하는 비오틴은 데치거나 끓이면 비오틴의 함량이 감소하지만, 기름으로 조리하였을 때 함량 감소가 적으므로, 기름으로 볶아 먹는 방법을 추천한다.

③ 명태

　명태는 일상에서 쉽게 접할 수 있는 생선으로 많은 요리에 활용되고 있다. 생선에는 콜라겐이 다량 함유되어 있는데, 그중 명태의 껍질에는 저분자 콜라겐이 다량 함유되어 있어 손톱, 발톱의 건강과 미용에 도움을 줄 수 있다. 가식부에도 콜라겐이 함유되어 있지만 껍질에 다량 함유되어 있기에 함께 섭취하는 것이 좋고, 콜라겐은 비타민C와 함께 섭취하였을 때 흡수율이 높아지기에 비타민C가 함유된 채소와 함께 섭취하는 것이 좋다.

④ 양파

　양파는 가장 많이 활용되는 채소 중 하나이며, 다양한 음식에 활용된다. 양파는 손톱, 발톱의 건강에 도움을 줄 수 있는 케라틴의 생성도 증가시킬 수 있으며, 무기질의 흡수를 도울 수 있다. 양파가 가진 영양소 섭취의 흡수율을 높이려면 생으로 섭취하는 것이 좋은데,

가열하여도 항산화 물질인 '퀘르세틴'이나 다른 영양소에 큰 손실은 없었다. 또한 양파는 껍질에 다량의 영양소와 항산화 물질이 존재하기에 가식부 외 껍질을 다른 조리에 활용하여도 영양소를 보다 섭취할 수 있다.

현직자와 함께하는 Q&A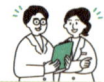

Q1. 식품의약품안전처에서는 손발톱에 관한 기능성 원료가 없을까요?

🅐 건강기능식품의 기능성은 식품의약품안전처로부터 인정을 받아야 한다. 손발톱에 대한 기능성은 아직까지 인정받은 바는 없으나, 인정 평가를 위한 가이드가 발간될 예정이다.

Q2. 손발톱이 자주 부러지거나 갈라지는 이유가 무엇인가요?

🅐 손발톱이 자주 부러지거나 갈라지는 원인으로는 영양 부족, 특히 비타민과 미네랄 결핍, 수분 부족, 잦은 손톱 손상, 건조한 환경 등이 있다. 비타민B7(비오틴)이나 아연 등이 부족할 때 손톱이 약해질 수 있으며, 자주 젖거나 마르는 환경도 손톱 건강에 영향을 미칠 수 있다.

Q3. 손발톱을 건강하게 유지하려면 어떤 생활 습관이 도움이 되나요?

🅐 손발톱을 건강하게 유지하려면 손발톱이 너무 젖거나 건조하지 않도록 관리하는 것이 중요하다. 일상적으로 충분한 수분 섭취와 균형 잡힌 식단을 유지하며, 집안일이나 손을 많이 사용하는 작업을 할 때는 장갑을 착용하여 손톱을 보호하는 것도 도움이 된다. 또한 손톱을 자주 손질하거나 물어뜯는 습관을 피하는 것이 좋다.

Q4. 네일아트가 손발톱 건강에 미치는 영향이 무엇인가요?

A 매니큐어는 화학 성분으로 이루어져 있어 손톱과 손톱 주변 피부 방어벽이 허물어질 수 있다. 손톱 방어벽이 약해지면 세균이 쉽게 침입할 수 있어 손발톱에 유해한 환경이 된다. UV젤은 탄성이 없고 딱딱해서 손톱이 조이거나 손상되어 얇아질 수 있다. 시술 후 손톱 보강제로 관리하고 전문가의 올바른 제거 시술을 받으면 좀 더 건강하게 손발톱을 관리할 수 있다.

Q5. 손발톱으로 건강 상태를 알 수 있나요?

A 손톱은 케라틴 단백질로 이루어져 있는데, 손톱을 통해 간단하게 건강 상태를 확인할 수 있다. 손톱을 잠시 눌렀다가 떼었을 때, 분홍빛의 색으로 3초 내에 돌아오면 건강한 상태다. 흰색이라면 빈혈기가 있고, 붉은빛을 띠면 혈액순환이 원활하지 않음을 의미한다.

참고 문헌

1. Lee S et al., Effect of Soybean koji Prepared with Aspergillus oryzae on the Improvement of the Nails of in their 40s to 60s Women, Journal of Convergence for Information Technology, 2020;10(3):217-226.
2. 주승균, 손톱건강, 대한기계학회, 2008;48(10):70-71.
3. 이은영 외 2명, 네일보강제가 네일시술로 인해 손상된 손톱에 미치는 영향, 대한피부미용학회지, 2009;7(2):63-78.
4. Messina M, Soy and Health Update: Evaluation of the Clinical and Epidemiologic Literature, Nutrients, 2016;8(12):754.
5. 유지현 외 6명, 우리나라 다소비 농식품 자원에 함유된 비오틴 함량 연구, 한국식품영양과학회지, 2024;53(9):956-964.
6. 피부, 모발 건강 돕는 10대 식품, 계란 자조금 위원회. (http://eggboard.or.kr)
7. Yang SJ et al., Physicochemical Properties and Biological Activities of Collagens with Different Molecular Weights from Alaska Pollack (Theragra chalcogramma) Skin. Journal of the Korean Society of Food Science and Nutrition, 2014;43(10):1535-1542.
8. 김정은 외 4명, 피부 섬유아세포에서 비타민C, Silicon, 철분 처리가 콜라겐 합성 및 분해 관련 효소의 발현에 미치는 효과 비교, 한국영양학회지, 2009;42(6):505-515.
9. 박양균 외 6명, 양파의 Quercetin 관련 물질의 분리 기술 개발 - 1. 양파의 Quercetin 관련 물질의 함량과 안정성, 한국식품영양과학회지, 1998;27(4):682-686.
10. [건강한 밥상] 채소, 볶아먹을까? 생으로 먹을까?, 삼성서울병원. (http://www.samsunghospital.com)
11. [비타민 탐구] 풍성한 모발과 매끈한 손톱을 자랑하는 그녀들, '비오틴 보충제' 먹었을까?, 삼성서울병원. (http://www.samsunghospital.com)
12. Kannan S et al., Vitamin B7 (Biotin) and Its Role in Hair, Skin and Nail Health. In: Shah, A.K., Tappia, P.S., Dhalla, N.S. (eds) Hydrophilic Vitamins in Health and Disease, 2024, Advances in Biochemistry in Health and Disease, 2024;29.
13. 대한피부과학회, 피부의 구조와 기능. (https://www.derma.or.kr)

14. 질병관리청 국가건강정보포털. (https://health.kdca.go.kr/healthinfo/)
15. Hochman LG et al., Brittle nails: response to daily biotin supplementation, Cutis, 1993;51(4):303-305.
16. Cashman MW et al., Nutrition and nail disease, Clinics in dermatology, 2010;28(4):420-405.
17. 도윤희 외 1명, 젤 네일 시술이 손톱 건강에 미치는 영향에 관한 연구, 한국화장품미용회, 2016:6(2).
18. 유주하, 건강의 창 손톱으로 건강 읽기, 한국건강관리협회, 2013;37(6):30-31.

Ⅱ.
유산균

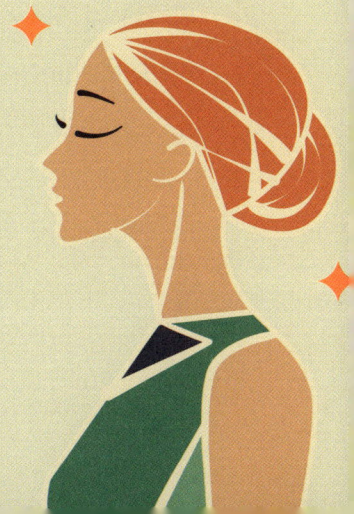

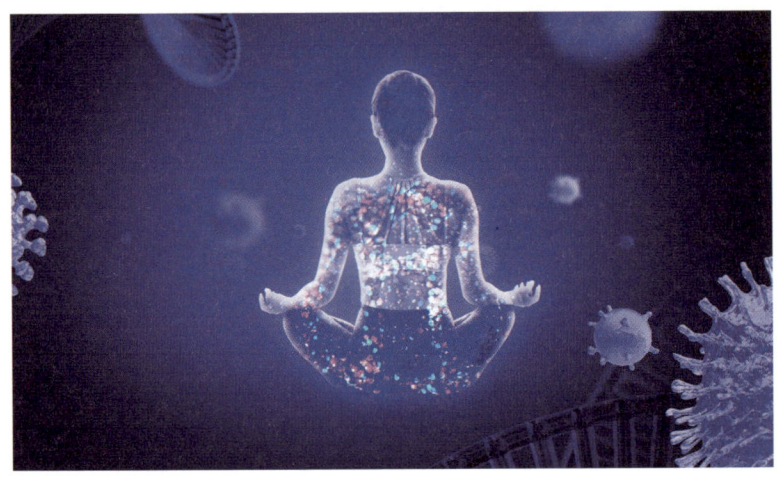

1) 정의

　유산균은 탄수화물을 발효해 유산을 생성하는 세균의 일종이다. 이 균은 장내 환경을 개선하고 면역기능을 강화하며 소화를 촉진하는 데 도움을 준다. 대표적인 유산균으로는 *Lactobacillus*와 *Bifidobacterium* 등이 있으며, 이들은 건강에 유익한 미생물로 많이 알려져 있다.

　유산균은 요구르트, 김치, 치즈 같은 발효 식품에 풍부하게 들어 있으며, 장내에 정착해 유해 세균의 성장을 억제하고 유익균의 증식을 도와준다. 이를 통해 소화 건강을 개선하고 배변 활동을 원활하게 한다. 유산균은 또한 장 건강을 통해 면역력을 높이는 데 기여하여 전반적인 신체 건강에 이로운 영향을 미친다.

2) 역할

유산균의 주요 역할 중 하나는 피부 건강을 유지하는 것이다. 유산균은 피부의 수분 보유 능력을 향상시키고, 세라마이드 합성을 촉진하여 피부 장벽을 강화하는 데 도움을 준다. 이를 통해 건조한 피부를 개선하고, 외부 자극으로부터 피부를 보호한다.

또한, 유산균은 강력한 항산화 작용을 통해 피부 세포를 보호하며, 자외선 손상을 줄여 피부 톤을 균일하게 하고, 피부를 밝고 깨끗하게 유지하는 데 기여한다. 유산균이 생성하는 항산화 물질은 자유 라디칼을 중화하여 노화 과정을 늦추고 주름과 피부 처짐을 예방하는 데 효과적이다. 결론적으로, 유산균은 소화기 건강뿐만 아니라 피부 건강에도 중요한 영향을 미치며, 건강한 장내 미생물 균형을 유지함으로써 다양한 피부 문제를 예방하고 개선할 수 있다.

유산균이 피부 건강에 미치는 영향은 다양한 면역학적 기전을 통해 이루어진다. 이 과정에서 유산균은 여러 면역세포 및 면역 관련 분자들과 상호작용하여 피부 염증을 완화하고, 피부 장벽을 강화하며, 항산화 작용을 수행하는 등의 역할을 한다.

3) 작용 원리

(1) 여드름 예방 및 완화

 장내 미생물군의 균형을 유지하는 것이 여드름 예방에 중요한 역할을 한다. 유산균은 장내 유익한 미생물의 성장을 도와 전신적인 면역 반응을 조절한다. 특히, Treg 세포(조절 T세포)를 활성화하여 면역 균형을 유지하고, 염증성 사이토카인(TNF-α, IL-6, IL-1β)의 과도한 분비를 억제한다.

 이러한 면역 조절은 전신의 염증 반응을 완화시키고, 피부 내에서도 염증성 반응을 줄여 여드름의 악화를 방지한다.

 또한, 특정 유산균(*Lactobacillus rhamnosus GG*, *Lactobacillus acidophilus* NCFM)은 항균 펩타이드를 생성하여 여드름을 유발하는 *Cutibacterium acnes*의 성장을 억제한다. 유산균이 피부에 직접적으로 작용하거나, 장내에서 생성된 물질이 피부로 전달되어 마이크로바이옴 균형을 유지함으로써 여드름 발생을 억제한다.

(2) 피부 염증 완화

 피부 염증의 주요 원인은 면역 시스템의 불균형이다. 유산균은 면역 조절 기능을 통해 Th1/Th2 균형을 유지하고, 과도한 Th2 반응을 억제한다. 또한, Th17 세포의 활성화를 막아 염증 반응을 줄이는 데 기여한다.

 Lactobacillus plantarum 299v 같은 유산균은 이러한 면역 조

절 효과를 발휘하며, IL-10과 같은 항염증성 사이토카인의 분비를 촉진해 염증을 억제한다. 이로 인해 아토피 피부염이나 로사세아와 같은 염증성 피부 질환의 증상이 완화된다. 또한 IFN-γ와 같은 염증성 사이토카인의 과도한 분비를 억제하여 전반적인 염증 반응을 줄인다.

(3) 항산화 작용

항산화는 피부 노화와 세포 손상을 막는 데 중요한 역할을 한다. 유산균은 글루타치온 같은 강력한 항산화제를 생성하거나 분비하여 체내 산화 스트레스를 줄인다. *Lactobacillus casei* Shirota와 *Lactobacillus reuteri* DSM 17938은 이러한 항산화제를 생산해 활성산소종(ROS)의 축적을 억제하고, 피부 세포 손상을 방지한다.

또한, Nrf2 경로를 활성화하여 체내 항산화 반응을 촉진하고, 이로 인해 피부 세포의 산화적 손상이 줄어들어 피부 노화를 억제하는 효과가 있다.

(4) 피부 보습 및 장벽 강화

건강한 피부 장벽은 외부 자극으로부터 피부를 보호하고 수분 손실을 막는 역할을 한다. 유산균은 장내 미생물군의 균형을 통해 세라마이드와 같은 피부 장벽 강화 물질의 생성을 촉진한다. *Lactobacillus johnsonii* La1과 *Bifidobacterium longum* BB536는 피부 세포 간 결합 단백질(Claudin, Occludin)의 발현을 증가시켜 피부 장벽의 통합성을 높인다.

이로 인해 피부의 수분 유지 능력이 향상되고, 피부가 더 촉촉하고 건강해지며 외부 환경으로부터 보호된다.

(5) 콜라겐 합성 촉진

콜라겐은 피부의 탄력과 구조를 유지하는 중요한 단백질이다. 유산균(*Lactobacillus paracasei* ST11, *Lactobacillus plantarum* HEAL9)은 TGF-β(Transforming Growth Factor-beta) 경로를 활성화해 섬유아세포를 자극하고, 콜라겐 생성을 촉진한다.

또한, 콜라겐 분해 효소인 MMPs(Matrix Metalloproteinases)의 활성을 억제하여 피부의 탄력 유지를 도와 주름 생성을 예방한다. 이러한 유산균의 효과는 여러 임상 연구에서도 입증되었으며, 실제로 유산균 섭취나 피부 적용을 통해 피부 상태가 개선된 사례들이 보고되고 있다.

현직자와 함께하는 Q&A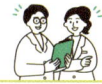

Q1. 유산균을 올바르게 섭취하는 방법은 무엇일까요?

A 유산균의 섭취는 그 방법에 따라 피부 건강에 미치는 영향이 상이하게 나타난다. 유산균이 함유된 발효식품을 섭취하는 것은 장내 미생물 군집의 균형을 조절함으로써 피부 상태를 개선할 수 있는 자연스러운 방법이다. 보충제를 통한 유산균 섭취는 특정 유산균의 고농도 투입이 가능하여, 보다 집중적인 효과를 기대할 수 있다. 또한, 유산균이 포함된 국소 적용 제품은 피부의 장벽을 강화하고 염증을 줄이는 데 직접적인 도움을 준다. 각 방법의 장단점을 고려하여 개인의 피부 상태와 건강 목표에 맞는 적절한 섭취 방법을 선택하는 것이 중요하다.

Q2. 유산균의 적절한 복용량 및 기간은 어떻게 되나요?

A 유산균의 섭취 효과를 극대화하기 위해서는 적절한 복용량과 기간을 설정하는 것이 필수적이다. 일반적인 권장량은 하루 10억에서 100억 CFU(Colony-Forming Units)이지만, 피부 상태와 개인의 장내 미생물 상태에 따라 조정이 필요할 수 있다. 효과적인 피부 개선을 위해서는 최소 4주에서 8주 동안 꾸준히 복용하는 것이 권장된다. 장기적인 피부 건강을 위해서는 지속적인 섭취가 바람직하며, 이를 통해 유산균이 피부에 미치는 긍정적 효과를 안정적으로 유지

할 수 있다.

Q3. 식습관과 유산균의 상호작용은 어떻게 되나요?

🅐 유산균의 효과는 섭취하는 식품의 종류와 질에 따라 달라질 수 있다. 프리바이오틱스는 유산균의 생장을 촉진하는 역할을 하며, 프리바이오틱스가 풍부한 식품(예: 양파, 마늘, 바나나, 아스파라거스 등)과 함께 섭취하면 유산균의 장내 정착을 도울 수 있다. 또한, 고당 식품이나 포화지방이 많은 식단은 유산균의 효능을 저하시킬 수 있으므로, 피부 개선을 목표로 한다면 이러한 식품을 피하고 균형 잡힌 식단을 유지하는 것이 바람직하다.

Q4. 유산균 섭취 시 주의 사항은 무엇인가요?

🅐 유산균은 대체로 안전한 것으로 간주되지만, 면역계가 약화된 환자나 특정 질병을 앓고 있는 경우에는 주의가 필요하다. 면역력이 약한 환자에게 유산균이 감염성 질환을 유발할 가능성이 있다는 보고도 있다. 또한, 항생제를 복용 중인 경우, 항생제가 유산균을 파괴할 수 있으므로 두 약물의 섭취 간격을 적절히 조절해야 한다. 이는 유산균의 효과를 유지하고, 항생제 복용에 따른 장내 미생물 균형의 교란을 최소화하는 데 중요하다.

Q5. 특정 피부 유형 또는 조건에서의 유산균 효과와 부작용이 궁금해요.

A 유산균의 피부 개선 효과는 피부 유형과 건강 상태에 따라 다르게 나타날 수 있다. 지성 피부의 경우, 유산균이 피지 조절에 도움을 줄 수 있으나, 건성 피부의 경우 피부 건조를 악화시킬 가능성이 있다. 아토피 피부염 환자에게는 유산균이 염증 완화에 기여할 수 있지만, 일부에서는 염증 반응을 촉진할 수 있으므로 섭취 전 전문가의 상담이 필요하다. 유산균 섭취 후 부작용이 발생할 경우, 즉시 복용을 중단하고 적절한 의료적 조언을 구하는 것이 중요하다.

Q6. 과다 복용 시 발생할 수 있는 문제점은 무엇일까요?

A 유산균의 과도한 섭취는 가스, 복부 팽만감, 설사 등의 소화기 문제를 유발할 수 있다. 이는 장내 미생물 균형을 깨뜨려 오히려 장 건강을 해치고, 결과적으로 피부 건강에도 부정적인 영향을 미칠 수 있다. 따라서 유산균 보충제는 권장 복용량을 준수하여 섭취하는 것이 중요하며, 과다 복용 시에는 즉각적인 중단과 전문가 상담이 필요하다. 적절한 복용량과 기간을 지키는 것이 유산균의 피부 개선 효과를 지속하는 데 필수적으로 작용한다.

참고 문헌

1. Huang R et al., Effects of probiotics on the skin: A systematic review, J. Dermatol, Sci, 2017.
2. Zhu H et al., Probiotics for skin conditions: A summary of current evidence, J. Eur, Acad. Dermatol. Venereol, 2017.
3. Tsai WH et al., Antioxidative and anti-inflammatory effects of probiotics in various diseases, J. Clin. Med, 2017.
4. Parvez S et al., Probiotics and their fermented food products are beneficial for health, Nutr. Res, 2006.
5. Mauro D et al., Lactobacillus rhamnosus GG: An Overview to Explore the Rationale of Its Use in Preventive Health, Front. microbiol, 2018.

III.
함께 먹으면 시너지를 내는 식품

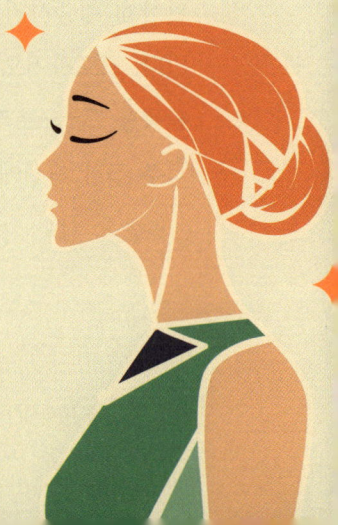

1) 비타민C + 철분

비타민C는 철분의 흡수력을 30 %가량 향상시켜 준다고 알려져 있다. 철분은 혈액의 헤모글로빈을 만들고, 철분으로 이루어진 헤모글로빈은 피부에 산소와 영양 성분을 공급한다.

Ex. 오렌지 + 시금치

2) 오메가3 + 안토시아닌

오메가3 지방산은 피부의 점막 형성과 기능 유지에 도움을 줄 수 있다. 즉, 피부 보호막을 강화하여 피부 속 보습을 유지하고 염증을 억제할 수 있는데, 피부 세포의 손상을 줄여 줄 수 있는 항산화 성분은 이러한 오메가3의 기능을 강화해 준다.

Ex. 연어 + 빌베리

3) 유산균 + 프리바이오틱스

건강한 식습관을 통해 얻을 수 있는 장 건강은 체내 노폐물을 원활하게 배출시키고 혈액순환을 강화시켜 면역기능 향상을 얻을 수 있다. 프로바이오틱스(유익균)를 통하여 장 건강을 개선하고, 이들의 활동을 돕는 프리바이오틱스(식이섬유 등) 조합을 통해 장 건강과 피부 건강 개선에 기여할 수 있다.

Ex. 요거트 + 바나나, 요거트 + 올리고당

4) 라이코펜 + 지방

 항산화 성분인 라이코펜은 단일 섭취보다 지용성 성분과 함께 섭취할 시 흡수율이 증가하고, 가열하여 섭취할 시 체내 흡수율이 5~6배 증가한다. 라이코펜이 풍부한 토마토는 피부 보습 효과가 있어 피부 톤과 결 정리에 도움을 줄 수 있다.
 Ex. 토마토 + 올리브유

5) 콜라겐 + 비타민C

 이너 뷰티에 관심 많은 사람이라면 콜라겐 섭취를 해 본 분들이 많을 텐데, 이 콜라겐 제품들 중 대부분 비타민C가 함유된 제품이 많다. 이유는 간단하다. 비타민C가 콜라겐의 흡수를 도와주기 때문이다. 아스코르브산(Ascorbate, ascorbic acid)라고도 불리는 비타민C는 결합조직 형성과 기능 유지에 필요한 영양 성분이다. 콜라겐과 함께 비타민C까지 함께 섭취하게 되면 체내 콜라겐 생성에 도움을 줄 수 있다.
 Ex. 닭고기 + 사과

참고 문헌

1. Natarajan TD et al., Nutraceutical potentials of synergic foods: a systematic review, J. Ethn. Food, 2019.
2. Gregory S et al., Vitamin C-enriched gelatin supplementation before intermittent activity augments collagen synthesis, AJCN, 2017.

Ⅳ. 함께 먹는 것을 피해야 하는 식품

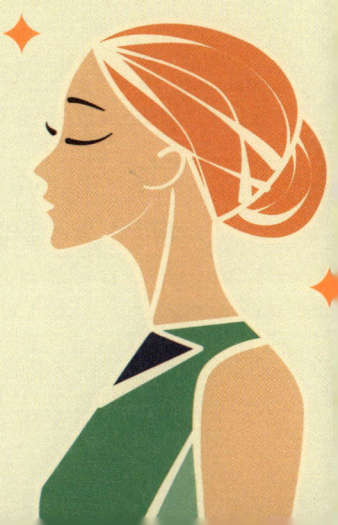

1) 철분 + 칼슘/마그네슘

칼슘, 마그네슘과 같은 미네랄은 철분과 흡수 경로가 같아 서로의 체내 흡수를 방해할 수 있다. 철분은 혈액의 헤모글로빈을 만들어 피부에 산소와 영양분을 공급할 수 있게 해 주므로, 철분이 충분히 흡수되지 않으면 피부 건강도 나빠질 수 있다. 흡수율을 개선하기 위해서는 철분제와 스테이크는 식전과 식사 중에 먹고, 칼슘이 포함된 우유와 영양제는 식후에 별도로 복용하는 것이 좋다.

Ex. 스테이크 + 우유

2) 고지방 + 설탕

고지방 식품과 당분이 많은 음료는 혈당을 급격히 높이고 염증을 유발할 수 있다. 이는 여드름이나 기타 피부 트러블을 악화시키는 원인이 될 수 있다.

Ex. 치즈버거 + 탄산음료

3) 콜라겐 + 설탕

설탕은 맛있는 디저트뿐 아니라 다양한 음식에 활용되어 우리의 입맛을 돋게 한다. 하지만 이렇게 유용하고 맛있는 설탕(과당 등 당류)을 많이 섭취할 경우 피부 건강에 취약할 수 있다. 설탕은 피부의 콜라겐 단백질의 합성을 방해하고 저해한다. 설탕(과당 등 당류)을 기준 섭취량 이상 섭취하는 경우 피부의 탄력성이 떨어져 주름이 생길 수 있다.

　Ex. 돼지껍데기 + 탄산음료

4) 비타민C / 비타민B + 설탕

　딸기, 토마토는 맛도 있고 수용성 비타민도 들어 있다. 유해산소로부터 세포를 보호하고 철분의 흡수를 돕는 비타민C와 탄수화물, 지방, 단백질 대사에 도움을 주는 비타민B군, 이 둘은 물에 잘 녹는 수용성 비타민으로 불리는데, 설탕이 비타민B의 흡수를 방해한다. 정확하게 말하면 설탕이 몸 안에서 분해되기 위해 비타민B1이 사용되어 흡수가 떨어진다. 그래서 토마토나 딸기가 싱겁다고 설탕과 함께 먹을 경우 비타민을 흡수하기 어렵다.

　Ex. 토마토/딸기 + 설탕

5) 카페인 + 비타민, 미네랄

　카페인은 가벼운 이뇨 작용이 있어 배뇨량을 증가시키는데, 비타민B 및 비타민C와 같은 수용성 비타민은 수분 손실로 인해 체내에 흡수되지 못하고 빠져나갈 수 있다. 카페인은 대소변으로 칼슘을 배설하게 하여, 체내 칼슘의 양을 감소시킨다. 또한 뼈를 튼튼하게 하는 비타민D의 흡수를 억제하여 골밀도를 감소시켜 골다공증 위험을 증가시킬 수 있다.

　Ex. 커피/녹차 + 비타민/미네랄

참고 문헌

1. Jeong JN, Effect of pre-meal water consumption on energy intake and satiety in non-obese young adults, CNR, 2018.
2. Haderstorfer B et al., Intestinal gas production from bacterial fermentation of undigested carbohydrate in irritable bowel syndrome, Am. J.
3. 딸기, 국민영양건강보험 영양가이드. (https://health.kdca.go.kr/healthinfo/biz/health/gnrlzHealthInfo/gnrlzHealthInfo/gnrlzHealthInfoView.do?cntnts_sn=5298)
4. 서울특별시 식생활종합지원센터. (https://www.seoulnutri.co.kr/)
5. This Is What Happens to Your Body When You Eat Sugar, 미국의 건강전문지 Health. (https://time.com/4089310/sugar-effects/)
6. Wolde T, Effects of caffeine on health and nutrition: A Review, Food Science and Quality Management, 2014;30:59-65.
7. 우유와 함께 먹으면 상극이 되는 음식 다섯 가지, HEALTH CARE NEWS. (http://www.hcnews.or.kr/news/12430)
8. Ho YH et al., Biotransformation of Green Tea with Tannase as a Functional Material, Food Industry and Nutrition, 2012.

부록

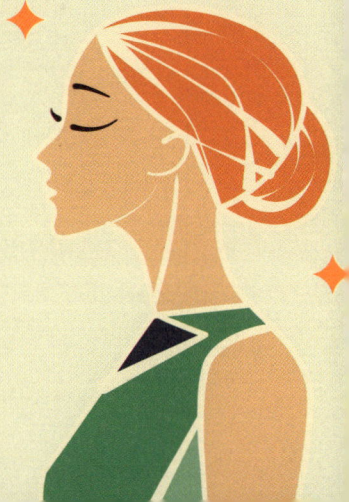

1. 식품의 표시사항 바로 알기 (농산물, 식품, 건강기능식품)

1) 식품에 사용 가능한 원료 확인하기

(1) 식품원료목록(식약처)

항목	QR 코드
바로가기	 식품안전나라 → 전문정보 → 식품원료 → 식품원료목록 (식품안전나라: https://www.foodsafetykorea.go.kr/)

(2) 검색 방법

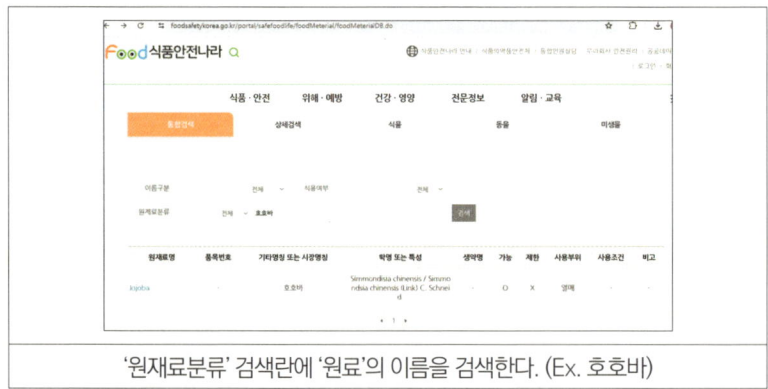

'원재료분류' 검색란에 '원료'의 이름을 검색한다. (Ex. 호호바)

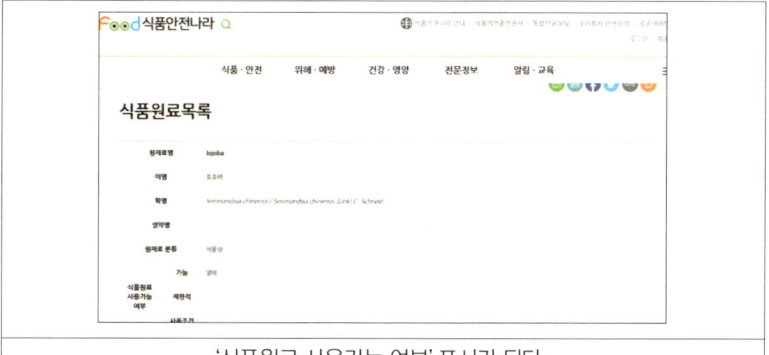

'식품원료 사용가능 여부' 표시가 된다.
Ex. '열매'라고 표시된 경우, 열매 부위만 사용 가능하다.
(뿌리, 잎 등을 사용할 경우, 식용으로 사용할 수 없다.)

일부 한약 또는 허브 등에서 유래한 식품은 사용 기준을 아래와 같이 제한을 두는 경우가 있다. 다량 섭취할 경우, 독성이 발생할 수 있기에, 제품에 나와 있는 권장섭취량만큼만 섭취하는 것이 바람직하다.

※ 제한적 사용 원료

㉮ 식품 제조 시 사용되는 '식품에 제한적으로 사용할 수 있는 원료'는 가공 전 원료의 중량을 기준으로 50 % 미만(배합수 제외)을 사용하여야 한다. ㉯ 식품 제조 시 '식품에 제한적으로 사용할 수 있는 원료'를 2가지 이상 혼합할 경우 혼합되는 총량은 가공 전 원료의 중량을 기준으로 50 % 미만(배합수 제외) 사용하여야 한다. ㉰ 다만, 최종 소비자에게 판매되지 아니하고 제조업소에 공급되는 원료용 제품을 제조하고자 하는 경우에는 위의 ㉮, ㉯ 항을 적용받지 아니할 수 있다. ㉱ 음료류, 주류 및 향신료 제조 시 '식품에 제한적

으로 사용할 수 있는 원료'에 속하는 식물성 원료가 1가지인 경우에는 원료의 중량을 기준으로 100 %까지(배합수 제외) 사용할 수 있다.

2) 제품에 대한 정보 살펴보기(건강기능식품 검색)

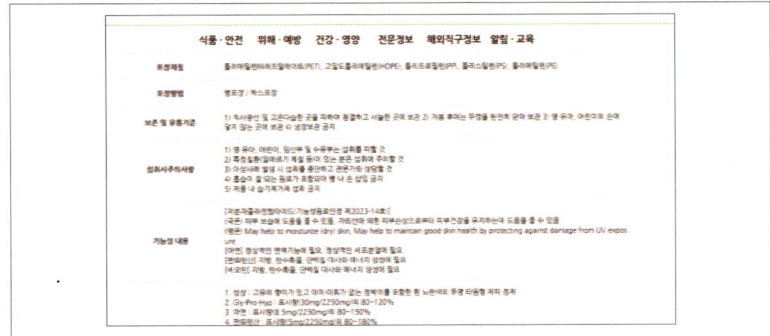

식품안전나라 → 식품·안전 → "건강기능식품 검색"에서 제품명을 검색한다.

Ex. 제품에 대한 정보들을 확인할 수 있다.
꼭 보아야 하는 것들은 섭취량, 섭취 방법, 주의 사항, 보관 방법 등을 참고하는 것이 좋다. (참고로 제품의 포장지에 적혀 있다.)

3) 제품 표시사항 파헤치기

(1) 일반식품

- 가장 많이 사용된 원료 순서대로 표시됨

콜라겐 정제 식품유형: 캔디류	[원료명 및 함량] 결정셀룰로스, 피쉬콜라겐, 히알루론산혼합제제, 비오틴, 셀레늄혼합제제, 엘라스틴가수분해물 등

(2) 건강기능식품

- 기능성 원료가 가장 앞단에 표시됨

○○콜라겐 식품유형: 건강기능식품	[원료명 및 함량] 저분자콜라겐펩타이드(Gly-Pro-Hyp 30 mg/g), L-아스코브산나트륨, 산화아연, 아셀렌산나트륨혼합제제, 비타민D3혼합제제, 비오틴, 결정셀룰로스, 엘라스틴가수분해물

4) 건강기능식품과 일반식품을 혼동할 수 있는 대표적인 사례

건강기능식품과 일반식품을 혼동할 수 있는 대표적인 사례로 이들을 구분하는 방법은 아래와 같다.

(1) 콜라겐

저분자 피쉬콜라겐 HACCP 안전관리인증 식품의약품안전처 저분자피쉬콜라겐 60 % 함유 **기타가공품** 60 g (2 g × 30포)	식품유형	기타가공품		
	원재료명 및 함량	저분자피쉬콜라겐, 포도당분말, 딸기농축분말, 히알루론산, 비타민C, 딸기향분말, 수크랄로스(감미료)		
	섭취량 및 섭취방법	1일 1회, 1회 1포를 그대로 또는 물과 함께 섭취하십시오.		
	영양정보	**영양정보** 　　　　　　　　　**총 내용량 60 g** 　　　　　　　　　　　　1포(2 g)당 00 kcal		
		나트륨 00 mg (00 %)	탄수화물 00 g (00 %)	당류 00 g (00 %)
		지방 00 g (00 %)	트랜스지방 00 g	포화지방 00 g (00 %)
		콜레스테롤 00 mg (00 %)	단백질 00 g (00 %)	
		1일 영양성분 기준치에 대한 비율(%)은 2,000 kcal 기준이므로, 개인의 필요 열량에 따라 다를 수 있습니다.		

〈일반식품〉

저분자 콜라겐 펩타이드	식품유형	건강기능식품		
	원재료명 및 함량	저분자콜라겐펩타이드(Gly-Pro-Hyp 30 mg/g), 포도당분말, 딸기농축분말, 히알루론산, 비타민C, 딸기향분말, 수크랄로스(감미료)		
	섭취량 및 섭취방법	1일 1회, 1회 1포를 그대로 또는 물과 함께 섭취하십시오.		
GMP 60 g (2 g × 30포)	영양정보	영양정보　　　　　　　　　총 내용량 60 g 　　　　　　　　　　　　　1포(2 g)당 00 kcal		
		Gly-Pro-Hyp 30 mg	탄수화물 00 g (00 %)	당류 00 g (00 %)
		나트륨 00 mg (00 %)	트랜스지방 00 g	포화지방 00 g (00 %)
		1일 영양성분 기준치에 대한 비율(%)은 2,000 kcal 기준이므로, 개인의 필요 열량에 따라 다를 수 있습니다.		

〈건강기능식품〉

　주표시면을 살펴보면, 일반식품의 경우 'HACCP 마크'가 표시되어 있고, 건강기능식품의 경우 'GMP 마크'가 표시되어 있다.

　두 제품의 차이는 기능성 인정을 받는 원료의 사용 여부이다. 식품의약품안전처에서 개별인정원료로 인정한 콜라겐의 경우, 지표(또는 기능)성분의 명칭과 함량, 효과(기능성)를 표시할 수 있다. 소비자들도 제품에 표시된 건강기능식품 마크, 영양정보 등을 확인하면 충분히 구분할 수 있다.

2. 의약품의 표시사항 바로 알기

1) 의약품 원료 및 제품 정보 확인하기

(1) 검색 방법

항목	QR 코드
바로가기	 의약품안전나라 → 의약품등 정보 → 의약품등 정보검색 (의약품안전나라: https://nedrug.mfds.go.kr/)

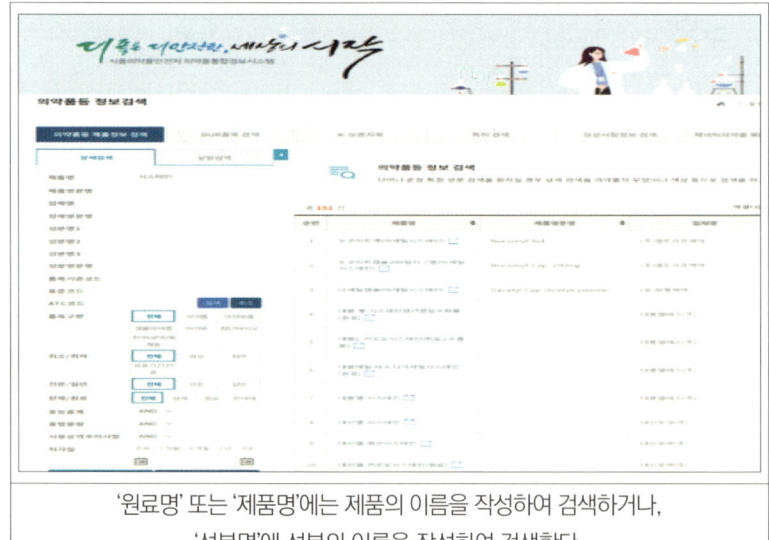

'원료명' 또는 '제품명'에는 제품의 이름을 작성하여 검색하거나, '성분명'에 성분의 이름을 작성하여 검색한다.

3. 화장품의 전성분 바로 알기

1) 화장품에 사용 가능한 성분 확인하기

항목	QR 코드
바로가기	대한화장품협회 → 성분사전 → 성분명 검색 (대한화장품협회: https://kcia.or.kr/cid/search/ingd_list.php)

(1) 검색 방법

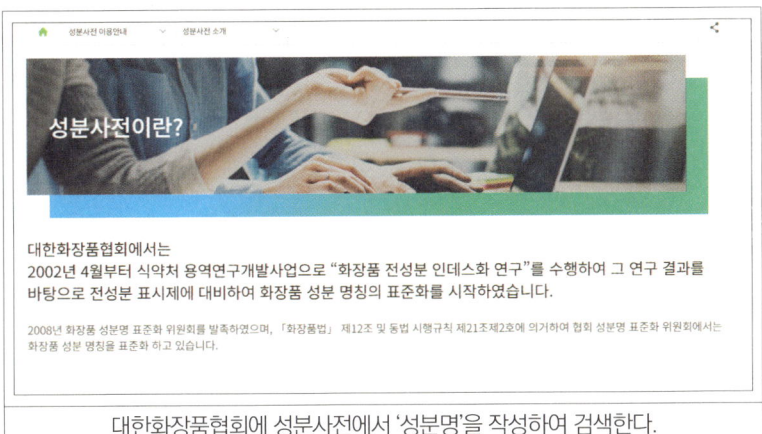

대한화장품협회에 성분사전에서 '성분명'을 작성하여 검색한다.

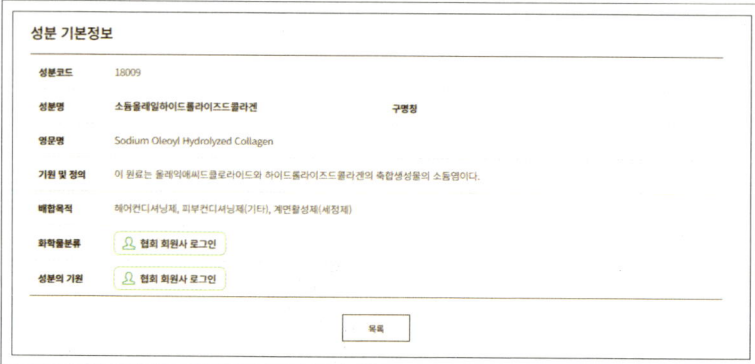

기원 및 정의를 살펴보면, 자연 유래인지, 합성된 것인지와 어떠한 물질에서 추출(또는 가공)되었는지 알 수 있으며, 배합 목적을 살펴보면 보습, 피부 보호, 유화안정, 계면활성 등 투입하는 이유에 대해서 알 수 있다.

(2) 화해

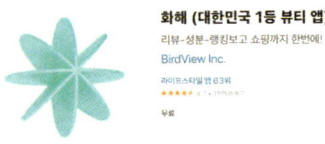

'화해(hwahae)' 앱 다운로드 및 설치를 진행한다.

① 제품 검색
앱을 실행하고 상단의 검색창에 원하는 화장품의 이름이나 브랜드를 입력한다.

② 제품 선택
검색 결과에서 원하는 제품을 선택한다. 제품 페이지에서는 해당 제품의 사진, 가격, 리뷰 등 다양한 정보가 제공된다.

③ 전성분 확인
제품 페이지에서 '전성분' 섹션으로 스크롤하여 해당 제품의 성분 목록을 확인한다. 각 성분 옆에는 해당 성분의 기능과 안전성에 대한 설명도 함께 제공된다.

④ 성분 분석
특정 성분을 클릭하면 더욱 자세한 정보가 나온다. 여기에는 성분의 효능, 피부 자극 가능성, 사용 제한 사항 등이 포함되어 있다.

⑤ 리뷰 참고
사용자의 리뷰를 통해 제품의 실제 사용 경험을 확인할 수 있다. 긍정적인 경험뿐 아니라 부정적인 의견도 함께 살펴보는 것이 좋다.

⑥ 활용 방안
- 개인 피부 상태에 맞는 제품 선택: 자신의 피부 타입이나 고민에 맞는 성분을 가진 제품을 쉽게 찾을 수 있다. 예를 들어, 민감한 피부라면 자극이 적은 성분을 우선적으로 선택할 수 있다.
- 성분 비교: 여러 제품의 성분을 비교하여 어떤 제품이 더 안전하고 효과적인지 판단할 수 있다. (성분 안전 등급은 EWG 등급 기준으로 측정)
- 피부 알레르기 방지: 특정 성분에 알레르기가 있는 경우, 화해에서 해당 성분이 포함된 제품을 피할 수 있도록 미리 확인할 수 있다.

2) 기능성화장품 제품 찾기

항목	QR 코드
바로가기	 의약품안전나라 → 기능성화장품제품정보 → 제조사/판매사/제품명 등 검색 (의약품안전나라: https://nedrug.mfds.go.kr/pbp/CCBDC01)

(1) 검색 방법

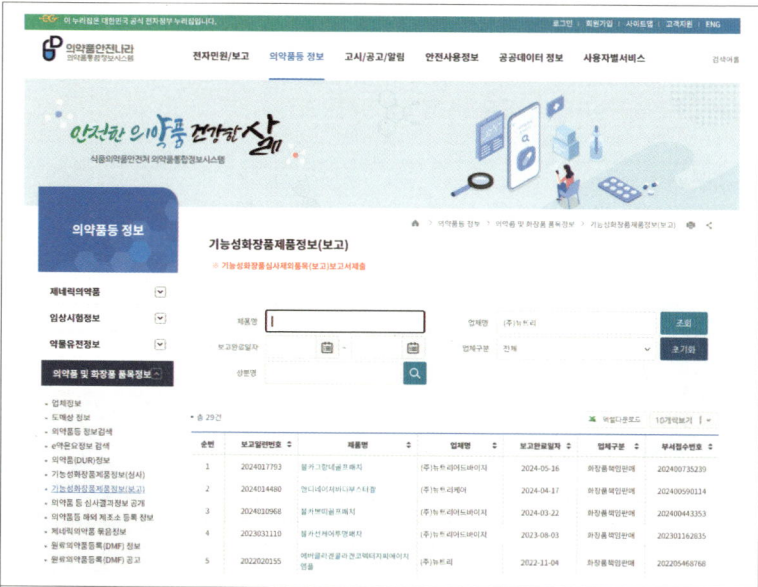

의약품안전나라 사이트에 제품명 또는 회사(제조업자 또는 판매업자)의 정보를 입력하면 제품에 대한 효능 및 효과, 용법 및 용량(사용 방법), 주의 사항 정보를 확인할 수 있다.